Stress
et Cancer du Sein

Imprimé en France (Nouvelle Imprimerie Laballery)

ISBN 978–2–87211–106–0
Dépôt légal 2011/5053/E

ISBN 978-2-26807-149-7

39, avenue du Centenaire — B-4053 Embourg (Belgique)
Tél.: + 32 (0) 4 365 27 29 – Fax: + 32 (0) 4 341 29 21
Courriel: infos@mpeditions.be

Pr Henri JOYEUX[1]
Chirurgien-Cancérologue – Faculté de Médecine de Montpellier

Stress et Cancer du Sein

éditions du ROCHER | MedicatriX

1. – Conseiller Economique Social et Environnemental (CESE) : membre de la Délégation aux Droits des Femmes et à l'Égalité à Paris.

Du même auteur

- *De la prévention au traitement – les cancers digestifs*, t. 1. Éd. François-Xavier de Guibert, Paris, 2000.
- *De la prévention au traitement – les cancers digestifs*, t. 2. Éd. François-Xavier de Guibert, Paris, 2000.
- *Spiritualité et cancer, l'espoir*. Éd. François-Xavier de Guibert, Paris, 2005.
- *Sylvia entre terre et ciel*. Éd. François-Xavier de Guibert, Paris, 2006.
- *Changez d'alimentation, l'atout bio*, 6e édition. Éd. François-Xavier de Guibert, Paris, 2008.
- Avec Philippe Vaur et Jean Epstein. *Le suicide, qui n'y a jamais pensé ? Les clefs pour comprendre, pour parler, pour prévenir*. Éd. François-Xavier de Guibert, Paris, 2008.
- *La mort programmée du mariage*. Éd. François-Xavier de Guibert, Paris, 2009.
- *Femmes, si vous saviez !, Des hormones de la puberté à la ménopause, restez jeunes, 110 questions-réponses*, 4e édition. Éd. François-Xavier de Guibert, Paris, 2009.
- En collaboration avec Christine Joyeux. *Construisez votre amour, il est si fragile !*, 2e édition. Éd. François-Xavier de Guibert, Paris, 2009.
- En collaboration avec Bérengère Arnal. *Comment enrayer l'épidémie des cancers du sein et des récidives ?*, 2e édition. Éd. François-Xavier de Guibert, Paris, 2010.
- *Guérir enfin du cancer, osez dire quand et comment*. Éd. du Rocher, Paris, 2010.
- En collaboration avec Meng Huor Hay. *Le cancer de la prostate*. Éd. du Rocher – Éd. marco pietteur, 2011.
- Avec B. Astruc. *Traité de nutrition artificielle de l'adulte*, t. 1 et 2. Éd. SSTNA, 1980-1985.
- Avec H. Pujol, C. Solassol, J.B. Dubois. *Cancers du côlon, du rectum et de l'anus*. Éd. Masson, 1981.
- Avec J.B. Dubois. *Cancers de l'ovaire*. Éd. Vigot, 1985.
- Avec J.B. Dubois. *Cancers du colon-rectum, de l'ovaire et du foie*. INSERM, 1987.
- Avec J.B. Dubois, B. Saint-Aubert. *Cancer du rectum*. Éd. Vigot, 1989.
- *Guide de Nutrition Médico-chirurgicale*, Éd. Nutricia.

AVANT-PROPOS

« Les déterminants sociaux de la santé et des maladies sont des questions " politiques " qui outrepassent les compétences du médecin. (...) La médecine est une science sociale, et la politique n'est rien d'autre qu'une forme de médecine à plus grande échelle. »

(Rudolf Virchow, 1842.)

« L'amour est un besoin biologique au même titre que boire et manger. »

(Guy Corneau, *Revivre,* Éd. de l'Homme, 2010.)

L'Organisation Mondiale de la Santé, définit la Santé depuis 1973, comme « un état de complet Bien-Être ». Cela implique donc la bonne santé du corps, de l'état mental et des capacités relationnelles.

Hippocrate et Galien avaient observé que les femmes tristes et mélancoliques étaient plus sujettes à cette cruelle maladie qu'est le cancer du sein.

Pierre Darmon dans son livre *Les cellules folles* publié chez Plon en 1993, cite des auteurs du XVIIe et XVIIIe siècles qui écrivent « une vie molle oiseuse et sédentaire, une suite d'afflictions, de chagrins qui cause une tristesse profonde et permanente , peuvent être de véritables causes du Schirrhe (s'écrit aujourd'hui " Squirrhe ") des mamelles. »

En 1851, H. Lebert dans son *Traité pratique des maladies cancéreuses* (Éd. Baillières, Paris) constate sagement « L'influence du moral sur la production du cancer a été admise par tous les auteurs qui ont écrit sur cette matière, mais lorsqu'on note les observations et les faits sur lesquels ils basent cette assertion, on est étonné de n'en point trouver et de n'y trouver que des impressions. »

Entre ainsi en considération tout l'Être Humain. Mais la personne humaine est bien difficile à décrire, philosophes et théologiens s'écharpent sur ce sujet.

À partir d'un travail avec des personnes atteintes de cancer et en fin de vie[1], nous avons écouté et retranscrit leurs conceptions, basées sur leur expérience vécues à un moment essentiel de leur existence.

Cette personne Humaine, ils la décrivent comme l'interdépendance de 4 parties que l'on peut conceptuellement distinguer : le corps, l'esprit (ou capacité de réflexion), le cœur ou capacité affective et la quatrième souvent cachée, occultée, enfouie, (écrasée en terme d'ordinateur), fine pointe de l'Être appelée souvent l'âme (en latin « anima »). Ces quatre parties interagissent en permanence entre elles tout au long de notre vie terrestre.

À l'au-delà, tout le monde y pense, mais ce ne sont que des hypothèses. Les grandes religions ont chacune leur réponse, respectable, intéressante, mais scientifiquement non démontrable ; elles appartiennent au vaste monde de l'invisible, du mystère.

---

1. – *Spiritualité et cancer : l'espoir* et *Sylvia entre terre et ciel,* Éd. F.-X. de Guibert 2004 et 2006.

Les développements incessants de la connaissance scientifique obligent à regarder plus loin que les éléments de soins ou de traitements de maladies. Désormais, on peut prévenir, on peut même prédire. Cela signifie que les données scientifiques s'adressent de plus en plus à des personnes non-malades.

Les laboratoires de chercheurs des causes des maladies et les laboratoires des fabricants de médicaments ne s'opposent pas. Les uns démontrent l'intérêt de la prévention par la consommation de tel ou tel aliment[2], de tel ou tel comportement, les autres dépensent des sommes énormes pour les pilules contre les cancers, la ménopause, l'ostéoporose, le vieillissement, les moindres états d'hyperactivité ou de dépression.

D'un bon état psychologique dépend de plus en plus la régularité des comportements de santé. Inversement, les troubles de la santé peuvent agir négativement sur le psychisme ; de même, *a contrario* les états de détresse psychique ou morale peuvent créer des troubles physiques.

Ce livre s'adresse à toutes celles et ceux qui sont concernés, intéressés par ce fléau social qu'est le cancer du sein.

En 2003, en France, l'Institut National de Prévention et d'Éducation pour la Santé a publié son rapport sur la prévention sous le titre *Développer la Prévention en France : les 415 propositions des experts* dans le but de préparer la Loi de Santé publique. Trois propositions concernent le cancer du sein : elles ne concernent que le dépistage ! Pas un mot de prévention ! Pourtant quelle femme souhaite que lui soit dépistée un cancer du sein ?

---

2. – Pr Henri Joyeux, *Changez d'Alimentation, Prévention des cancers, L'Atout BIO*, Éd. F.-X. de Guibert 2002 - 2008. Richard Béliveau et Denis Gingras. *Cuisiner avec les aliments contre le cancer*, Éd. Robert Laffont, 2008.

Notre collègue le Dr Pascale This de l'Institut Curie de Paris, hyperspécialisée dans le diagnostic et les traitements des cancers du sein répondant à un interview pour le Quotidien du Médecin le 8 mars 2011 précisait: « Le cancer du sein doit rester une obsession, à tout âge, même chez les femmes jeunes, chez lesquelles il devient de plus en plus fréquent. »

CHAPITRE : 1

LE CANCER DU SEIN, UN FLÉAU DE PLUS EN PLUS STRESSANT

1 Le stress en cause dans l'apparition et le développement d'un cancer ?

D'une manière générale, la réponse est « non », tant du coté des médecins cancérologues que des psychologues. Si on dialogue avec les patients, la réponse n'est pas la même, elle est même souvent inversée.

La plupart des patientes atteintes par ce cancer trouvent dans les mois ou années précédant le diagnostic un ou des évènements psychologiques qui les ont marqués négativement et auxquels elles se réfèrent pour envisager la cause de leur souffrance. Les démonstrations scientifiques indiscutables manquent. Cependant certains collègues n'hésitent pas à proposer chez les patientes atteints de cancer, qui sont entrés presque toujours dans des états de stress évidents à partir du moment où le diagnostic est tombé, des séances de psychothérapie individuelle ou en groupe, des séances d'hypnose ou de silence intérieur[1].Nous verrons cela au chapitre « La gestion du ou des stress ».

1. – Thierry Janssen est le plus sérieux en ce domaine avec : *La solution intérieure* et *La maladie a-t-elle un sens*, Éd. Fayard 2007 et 2008. Mais aussi Guy Corneau dans son dernier livre *Revivre*, Éd. de l'Homme, 2010.

Dans notre livre consacré au cancer du sein, dans sa deuxième édition de 2010, *Comment enrayer l'Épidémie des cancers du sein et des récidives,* j'écrivais avec ma collègue le Dr Bérengère Arnal, gynécologue-phytothérapeute « Le traumatisme psychologique ou le stress[2] **à lui seul** n'a rien à voir avec les causes de cancer du sein, sauf s'il est responsable d'un retard de diagnostic, d'une prise de médicaments à action indirectement hormonale (antidépresseurs, anxiolytiques, hypnotiques…), d'un refus de traitement ou d'une interruption de traitement(s)… »

Les données scientifiques, près de deux ans après cette publication vers le grand public, sont en cours de changement. Depuis près de 15 ans la psychologie a pris une grande place en cancérologie à tous les stades de la maladie[3]. Les psychologues cliniciens sont désormais présents dans toutes les structures de soin où ils apportent leur regard et leur compétence au service des malades.

Pour toutes ces raisons, j'ai décidé d'écrire ce livre. Il répond à de nombreuses questions de femmes atteintes de cancer du sein. Elles veulent à tout prix éviter une récidive qui aggrave considérablement le pronostic, sauf si elle intervient à un âge très avancé. Ou encore pour les femmes dites « à risques » : soit parce qu'elles portent un des deux gènes du cancer du sein, BRCA 1 ou BRCA 2, soit parce que des lésions bénignes ou suspectes ont été mises en évidence dans un de leurs seins et risquent de dégénérer, de se transformer vers le cancer.

---

2. – Qui n'a pas, dans les 5 années précédentes telle ou telle période de sa vie, subi un choc psychologique : perte d'un être cher, trouble professionnel ou familial, accident de toute nature ? Aujourd'hui, on voit apparaître en cancérologie le « tout psychologique ». Cette dérive très « tendance » plus ou moins consciente est souvent entretenue par des psychologues désinformés par des cancérologues et trop accro des médias. C'est une magnifique orientation qui permet de ne pas voir les véritables causes et de trouver le « bouc émissaire » au fond de l'être du malade ou dans sa famille.

3. – A.J. Cunningham, K. Watson. *How psychological therapy may prolong survival in cancer patients : new evidence and a simple theory*. Integr Cancer Ther. 2004 Sep ; 3(3) : 214-29.

Le cancer du sein est devenu un fléau sanitaire et social mondial. Une sorte d'« épidémie » planétaire qui atteint 850 000 à 1 000 000 de femmes par an en 2000 ; 1 150 000 en 2002 ; 1 400 000 en 2010.

Le nombre de femmes atteintes a donc augmenté en 20 ans de 97 % etl'incidence augmente au minimum de 2 % par an.

2 Les causes des cancers du sein sont identifiées

L'incidence c'est-à-dire le nombre de nouveaux cas n'a cessé d'augmenter, bien qu'un début de diminution, moins 7 à 10 %, (plus encore aux USA) est apparu dès l'arrêt brutal des traitements hormonaux de la ménopause (réduction de 62 % du THM ou THS = Traitement Hormonal Substitutif entre 2000 et 2006).

C'est un argument scientifique de plus en faveur de l'hormono-dépendance de ce cancer que l'on peut *fabriquer* en 3 ans après la ménopause avec un traitement hormonal.

Prescrit d'abord et poussé avec grand renfort de publicités dans les magazines féminins par les laboratoires pharmaceutiques pour des raisons de santé (rajeunissement, prévention des cancers,...) puis de confort, le THS est désormais contre-indiqué sauf pour un temps très court (quelques mois).

Personnellement, je consulte deux après-midi par semaine, à l'Institut du Cancer de Montpellier, capitale régionale du Languedoc-Roussillon où je rencontre chaque fois en moyenne 10 cas de femmes atteintes de cancer du sein. Avec mes collègues, nous opérons chaque semaine 30 à 40 cas de femmes atteintes de cancer du sein. Elles viennent de tout le pays, mais aussi de Belgique, de Suisse, d'Espagne, de Roumanie, du Luxembourg, du Canada, des pays du pourtour de la Méditerranée... au début de leur maladie comme au stade avancé de celle-ci.

À chaque première rencontre, je pose évidemment à la patiente différentes questions à la recherche des causes du cancer qu'elle vient de découvrir. Depuis quelques années, la réponse la plus fréquente que j'entends met en relation directe leur maladie et le(s) stress ou un choc psychologique particulier en général parfaitement identifié.

Toutes les autres causes sont occultées, même pas évoquées. Le tabac, le surpoids et pratiquement jamais les hormones consommées ne sont évoquées. Ces dernières ne sont pas considérée comme « médicaments » !

Pourtant la prise d'hormones est pratiquement toujours présente, sans parler de la pollution par des perturbateurs endocriniens présents dans l'atmosphère que nous respirons, consommons dans notre alimentation, ou qui nous atteignent par voie cutanée.

La moyenne de consommation hormonale par la femme occidentale est de 10 années de prise de contraceptif hormonal associant œstrogène et progestatifs, avec autour de la ménopause des consommations inconscientes d'hormones prescrites pour des raisons de confort, pommades, patch, comprimés, gouttes... pour réduire les bouffées de chaleur, les risques d'ostéoporose présentés comme systématiques.

N'oublions pas le stérilet hormonal, dénommé *Mirena* que le fabriquant propose à tous les gynécologues, les forçant à le prescrire de plus en plus souvent chez des femmes jeunes, garanti 5 années, pour qu'elles aient des règles a minima, les préparant ainsi, dans l'avenir, à ne plus en avoir par des moyens médicaux[4].

---

4. – Voir : *Femmes si vous saviez : les hormones de la puberté à la ménopause* (2e édition), Éd. F.-X. de Guibert 2009.

N'oublions pas aussi les « implants hormonaux » que l'on propose aux jeunes filles mineures dès 14 ans. Désormais c'est à l'âge du collège et même à la pharmacie de l'école, chez l'infirmière que la pilule du lendemain est donnée aux mineures sans le moindre accord parental et plus grave sans faire connaître leurs effets délétères pour la santé.

Les centres de planning fournis en échantillons gratuits par les laboratoires sont aussi distributeurs, au nom de la prévention de l'avortement. Les jeunes sont ainsi coupés des parents qui sont de plus en plus déconsidérés par les médias en particulier et n'ont pas les mots pour instaurer des dialogues en confiance avec eux sur les sujets touchant à l'amour et la sexualité.

Curieusement, pratiquement toujours la patiente ne démord pas de l'idée qu'elle s'est faite de la cause de son cancer : le ou les chocs psychologiques qu'elle a subi. Ils ont pris une grande importance dans sa vie, d'autant qu'elle a était confortée par des magazines de psychologie qui vont dans son sens. À cela s'ajoute l'annonce du diagnostic de cancer.

« Le moment du diagnostic est un des moments les plus intenses de la relation entre un malade et son médecin. Une personne sur cinq déclare que son diagnostic ne lui a pas été annoncé en face à face, et une sur quatre considère que cela s'est fait de façon " trop brutale ". »

Je ne veux pas ici contredire totalement de telles affirmations, je veux d'abord bien au contraire par ce livre, aider les femmes à comprendre les méfaits du stress ou de leur(s) choc(s) psychologique(s). Je veux aussi mettre cette cause à sa juste place parmi les autres causes des cancers du sein. Vérité scientifique oblige.

Beaucoup de femmes pensent donc que le cancer du sein est lié à un choc psychologique apparu dans les quelques années précédant le diagnostic.

Nombre de médecins et de spécialistes de la santé des femmes, sont confortés par cette relation « psychisme-cancer » qui les arrange bien.

Les traitements hormonaux de la ménopause, ceux trop largement prescrits déjà à la puberté pour de l'acné ou des règles irrégulières et douloureuses, les contraceptifs qu'ils prescrivent largement ne sont donc pas en cause pour eux.

Quand la question leur est posée : « docteur mon cancer n'est-il pas lié aux traitements que vous m'avez prescrits depuis x années ? », la réponse immédiate consiste à détruire tout lien entre le cancer et ces prescriptions. « Heureusement que vous avez eu ces traitements, cela a permis de détecter plus tôt votre cancer… Vous avez été protégée… Vous pouvez me remercier ! » Et si la patiente insiste, on relie son problème de cancer à ses relations difficiles avec sa mère, son père, son compagnon… Bref la souffrance affective est en cause.

Les hormones si largement prescrites sont pourtant les premiers perturbateurs endocriniens du corps humain, ceux qui excrétés dans les urines, se retrouvent dans les fleuves pour perturber la sexualité des poissons.

L'écologie officielle s'inquiète pour la santé des poissons, mais pas un mot pour les femmes !

Ainsi les femmes reçoivent ce type de message qui les conforte dans leur pensée quant au pourquoi de leur cancer : « C'est votre relation à la mère… au père… au compagnon… à la perte de tel ou tel être cher… à une vie d'angoisses fréquentes ou permanentes dans la famille, la profession, le village, les stress de la modernité… »

Dans une consultation récente une femme à laquelle je demandais les causes de son cancer du sein, récidivé 3 fois, me répondait avec assurance: « Ce sont mes hommes évidemment ! » Il y avait son père (trop dur), son premier mari gardé 27 ans et les deux autres vite jetés dehors, car elle avait vite compris ce qu'elle pouvait en tirer.

Le stress à lui seul est-il donc responsable de ce cancer ? La question mérite d'être posée. La réponse ne peut se résumer à un mot « oui », ou « non ». Elle ne peut être éludée.

Le stress n'est qu'une des 10 causes du cancer du sein

C'est le type de cancer le plus « hormono-dépendant ». C'est parfaitement logique, car les seins se construisent à la puberté sous l'influence d'hormones et aussi pendant toute la vie de fécondité, les seins sont sous la dépendance du cycle féminin hormonal à l'origine des tensions mammaires fréquentes. Enfin, une autre hormone, la Prolactine déclenche et entretient la lactation.

Ainsi peut-on distinguer les 3 phases qui caractérisent les fonctions mammaires : la mammogénèse à la puberté, la lactogénèse qui permet l'allaitement, la galactopoïèse qui entretient la sécrétion lactée[5].

Évidemment, le stress n'apporte rien à notre santé. Il faut l'éviter ou mieux le gérer. Le gérer ou le prévenir est donc possible, mais pour cela il faut bien comprendre comment il agit sur notre organisme : en réduisant nos défenses immunitaires, en activant des fabrications hormonales dangereuses, en stimulant négativement nos habitudes alimentaires ou certaines addictions.

5. – Des chercheurs ont recueilli dans le lait maternel des cellules épithéliales potentiellement tumorales. Plus de 35 gènes sont méthyles dans le cancer du sein. En effet la fixation de groupes méthyls allument l'expression de ces gènes.

La gestion ou la prévention du stress reste un exercice difficile. De plus en plus de femmes, atteintes de cancer du sein ont heureusement compris la nécessité de ne pas se faire emporter par les stress de la vie quotidienne, car elles veulent tout faire pour éviter la récidive.

En France, en 2011, plus de 70 000 nouveaux cas de cancer du sein

Ils étaient 7000 nouveaux cas en 1975, 35 000 en 1995, 42 000 en 2000, 46 000 en 2005, etc. Cette localisation du cancer tue chaque année en France environ 12 000 femmes, malheureusement de plus en plus jeunes, avant et autour de 50 ans. C'est la première cause de mortalité chez les femmes de 35 à 55 ans. Elle représente près de 20 % de leur décès. Les médecins généralistes ou spécialistes ne peuvent plus rester muets face à une telle hécatombe, et faire croire – comme certains de mes collègues, professeurs de Santé publique, osent le dire et l'écrire – qu'on ne connaît pas les causes des cancers du sein.

Ce fléau social ne peut régresser que si les femmes connaissent toutes ses causes, parfaitement répertoriées aujourd'hui.

Tous les cancers représentent en France une dépense de 14 milliards d'€ pour l'assurance maladie, ce qui correspond à une dépense moyenne par patient de 10 000 € par malade atteint de cancer. Entre 2004 et 2007, ces dépenses ont augmenté de 7,2 %. En France, les médicaments onéreux sont pris en charge par ce qu'on appelle *la liste en sus*, soit en 2009 : 1,04 milliard d'€ ; 6,5 % de plus qu'en 2008.

Les connaissances les plus récentes de la physiologie mammaire, de la construction des seins, du fonctionnement du cycle féminin, démontrent leur dépendance étroite avec des 2 types d'hormones féminines, œstrogène et progestérone. Les Récepteurs aux œstrogènes (RO) et à la progestérone (RP) dans le tissu cancéreux du sein en témoignent.

On doit ajouter à ces notions essentielles, l'état nutritionnel de la patiente, son équilibre psychologique et enfin la connaissance des mécanismes de la cancérogénèse. Tous permettent de comprendre comment se *fabrique* le cancer du sein et par voie de conséquence comment l'éviter.

CHAPITRE :

2

DES INQUIÉTUDES JUSTIFIÉES

Les études concernant stress et risques de cancer du sein sont contradictoires et doivent être analysées en détail.

En effet, si le stress apparaît de manière évidente lorsque le diagnostic de cancer est suspecté ou établi, il pourrait être présent parmi les causes. Si jamais cela s'avère exact, le stress – en plus du fait qu'il est présent dans l'attente du diagnostic, au cours des traitements et pendant le suivi – pourrait aussi être en cause dans les risques de récidives attendues pendant 27 ans. Car, il faut oser le dire, les risques de récidives sont présents longtemps après le traitement du cancer du sein. Heureusement plus la récidive est tardive après les premiers traitements du cancer, plus elle est facile à traiter et son pronostic est bon.

Sur le site « passeportsante.net » très utilisé par le grand public, à la rubrique « Cancer (vue d'ensemble) » on peut lire le texte suivant avec ses références : « En se basant sur une panoplie d'études, des scientifiques ont tenté de cerner une personnalité plus susceptible d'être atteinte de la maladie. Baptisée personnalité de type C, elle décrit les gens qui ont tendance à refouler constamment ce qu'ils ressentent et à se résigner facilement. Sur la base de tests de personnalité, certaines recherches ont pu prédire jusqu'à 40 % des cancers devant apparaître 15 ans plus tard[1]. Par contre, d'autres études n'ont pas réussi à déterminer un lien clair entre le type de personnalité et l'apparition du cancer[2]… Certains auteurs évaluent tout de même que la combinaison d'une personnalité de type C et d'un **stress** chronique majore le risque de cancer. Cela serait particulièrement le cas pour les personnes qui ressentent un sentiment d'impuissance sur une période prolongée d'après David Servan-Schreiber[3]. Enfin, des comportements autodestructeurs, comme la malnutrition, peuvent être le signe d'une mauvaise écoute de soi. Ne pas consulter un médecin à temps revient aussi à ne pas écouter ses signaux internes. »

1 • Des études rassurantes d'abord…

Les études cas-témoins menées en 1991-94 par Jill Graham et ses collègues de Londres[4] n'ont pas montré plus de rechutes chez les femmes de moins de 60 ans ayant subi un stress une année avant le diagnostic et jusqu'à 5 ans après.

En 2005, la même équipe a rapporté dans une étude de cohortes[5], les cas de 222 femmes atteintes de cancer débutant, suivies pendant 5 ans après le diagnostic. Près de 50 %

1. – Grossarth-Maticek R, Eysenck HJ, Boyle GJ. Method of test administration as a factor in test validity: the use of a personality questionnaire in the prediction of cancer and coronary heart disease. Behav Res Ther. 1995 Jul; 33(6): 705-10.
2. – Reynart C, Libert Y, Janne P. - « Psychogenesis » of cancer: between myths, misuses and reality Bull Cancer. 2000 Sep; 87(9): 655-64.
3. – Aucune preuve n'est apportée à l'appui de cette thèse !
4. – British Medical Journal (BMJ), n° 7351, Vol.324, 2002.
5. – British medical journal (BMJ), vol. 330, n° 7493, pp. 702-705, 2005.

de ces femmes développent dépression et anxiété, ou les deux dans l'année qui suit le diagnostic, 25 % à la deuxième, troisième et quatrième année et 15 % à la cinquième.

Quand on connaît et suit ces femmes atteintes de cancer du sein, on n'est pas étonné par ces résultats.

De même dans une méta-analyse de 1999, qui a suivi 4905 veuves ou chez 69 886 infirmières soumises au stress de leur profession, on ne retrouve pas de relation directe entre stress et cancer du sein.

Dix années plus tard, les résultats ne semblent pas avoir changé. En avril 2009, la *Revue d'Épidémiologie et de Santé Publique*[6] a publié un article signé de S. Schraub, H. Sancho-Garnier, M. Velten, épidémiologistes de Strasbourg et Montpellier – qui ne voient pas de malades en consultation. Ils affirment qu'il n'existe pas de lien entre un événement psychique et la survenue d'un cancer, à partir de 32 études (méta-analyses, cas-témoins, cohortes).

Ils concluent : « Au total, 18 études sur les 32 retenues ne montrent pas de lien entre facteurs psychologiques et risque de cancer, six travaux ne montrent une association que dans certains sous-groupes et quatre enquêtes, dont trois du même auteur, montrent une liaison inverse pour des cancers féminins. En ce qui concerne les éléments stressants de la vie et les cancers du sein, les résultats sont légèrement en faveur d'une augmentation du risque pour quatre études, mais sont contrebalancés par quatre autres études dont les résultats sont non significatifs et une qui montre une association en sens inverse. Pour les événements stressants de la vie en relation avec les autres cancers, les diverses analyses sont plutôt en faveur d'une absence de lien à l'exception, peut-être, des cancers en rapport avec

6. – Volume 57, n° 2, pages 113-123.

l'environnement œstrogénique chez les femmes (cancer du côlon et de l'endomètre), où le stress apparaît protecteur. Aucune des études ne montre de lien significatif entre un trouble de la personnalité et le risque de cancer. Enfin, en ce qui concerne le lien entre dépression et risque de cancer, aucune conclusion ne peut être tirée. »

Manifestement ne sont pas pris en compte dans cette étude les consommations prolongées de médicaments du stress, de la déprime qui sont tous, comme nous le verrons, hyperprolactinémiants. Cela signifie qu'ils stimulent la multiplication de cellules des canaux galactophores des seins, ceux qui fabriquent le lait maternel après l'accouchement et le conduisent aux mamelons.

Soulignons que les méta-analyses n'ont de valeur que dans la mesure où les études associées rapportent des cas très similaires. C'est très rarement le cas dans les larges méta-analyses.

Cela ne gêne pas pour autant les statisticiens et les médecins de Santé publique, qui ne voient jamais de malades, de publier largement et d'être pris au sérieux. Nous sommes plus dubitatifs sur la validité de leurs résultats. Nous ne mettons certainement pas en doute leurs méthodes d'analyse, mais nous faisons simplement remarquer qu'il suffit d'intégrer ou de soustraire telle ou telle étude à une méta-analyse pour obtenir des résultats diamétralement opposés.

On a pu le voir avec les conclusions d'une très large méta-analyse publiée par l'INCA, (Institut National de Cancérologie) qui a diffusé l'idée qu'un verre de vin à chaque repas augmenterait les risques de cancer. Avec de telles études on affole le public en diffusant des idées fausses. Il ne faut pas s'étonner que le grand public soit perturbé par un tel chaos d'informations contradictoires.

2 Distinguer les causes psychologiques dans l'apparition du cancer du sein, des conséquences psychologiques après le diagnostic et tout au long des traitements

« Pas étonnant que tu aies un cancer » : était le titre de l'émission de France 2, « Savoir Plus », le 30 octobre 1999. Le thème majeur était : le stress peut causer le cancer. Pourtant, les études de cette décennie, (voir Sciences Humaines n° 96, page 10), répondaient par la négative, comme d'autres parues dans de très bonnes revue[7].

En revanche, la même année étaient démontrées les conséquences du stress qui peuvent être directement en cause dans la récidive.

L'étude de M. Watson et all.[8] dans The Lancet apporte une réponse positive : « Parmi les 578 femmes chez lesquelles un cancer du sein avait été diagnostiqué, les décès et rechutes ont été nettement plus nombreux, pendant les cinq années qui ont suivi, chez celles qui ont eu une réaction de désespoir et d'impuissance plus marquée que chez les autres (42 % contre 28 %). Cette étude est également assortie d'un éditorial : l'auteur estime que ces résultats justifient une prise en charge psychologique des femmes atteintes d'un cancer du sein. »

En Mars 2008, dans le cadre du plan cancer une étude réalisée auprès de 4270 personnes a permis de confirmer

7. – D. Protheroe et al., « Stressful life events and difficulties and onset of breast cancer: Case-control study », et éditorial de R. McGee, British Medical Journal, 16 octobre 1999.

8. – M. Watson et al., « Influence of psychological response on survival in breast cancer: A population-based cohort study », et éditorial de J.B. Tucker, The Lancet, 16 octobre 1999.

que le suivi psychologique est indispensable pour les malades atteints d'un cancer. Au moment du diagnostic seulement 11 % des personnes interrogées y ont eu recours, et 18 % auraient souhaité en bénéficier.

3 • Des études qui relient le stress parmi les causes du cancer du sein et même du cancer de la prostate

En Israël, le Dr Ronit Peled et son équipe de l'Université Ben Gourion a pu comparer 225 femmes de moins de 45 ans atteintes d'un cancer du sein à 367 femmes du même âge indemnes de cette maladie. Ainsi, 2 ou plusieurs évènements négatifs dans la vie, perte d'un proche parent ou conjoint, ou même divorce des parents avant l'âge de 20 ans augmentent de 62 % les risques de cancer du sein. Ces évènements peuvent aussi augmenter les risques de récidives de cancer du sein dans les 30 mois qui suivent les traitements, alors que le laps de temps est de 37 mois quand les évènements sont moins stressants et 60 mois pour ceux qui n'en subissent pas[9].

Toutes ces causes sont aussi à relier éventuellement à la consommation prolongée de médicaments antidépresseurs, qui nous le verrons sont tous hyperprolactinémiants avec action directe. Malheureusement les études ne rapportent pas ces consommations médicamenteuses, que les laboratoires pharmaceutiques ne cherchent en aucun cas à réduire.

Une étude passionnante parue dans le Journal *National Cancer Institute*[10] a pu comparer deux populations d'origine juive, 315 544 personnes nées en Europe et ayant émigré

---

9. – *Breast Cancer, Psychological Distress and Life Events among Young Women*, British journal BMC Cancer (8 : 245, August 2008).

10. – 2009 ; 101 : 1-12.

en Palestine avant le 2e guerre mondiale à 258 496 autres, arrivées après la guerre et qui furent potentiellement exposées à tous les stress de la Shoa. Dans le groupe Shoa, le risque relatif de cancer du sein est à 2,44 (soit presque deux et demi fois plus grand que dans le groupe non-Shoa) et celui de cancer colo-rectal de 1,75.

Les relations stress et cancer ont aussi été évoquées parmi les risques de cancer de la prostate. En effet en 2006, on retrouve une publication de l'Université de San Diego en Californie[11] qui observe un effet bénéfique de l'association d'un régime alimentaire (pas de viande rouge ni de produits laitiers, privilégier les fruits et légumes) approprié à la gestion du stress. Il s'agit là d'une observation qui relie l'évolution du cancer prostatique à ces 2 paramètres que sont nutrition et réduction ou gestion du stress.

Pour combattre le stress, la publication fait état de méditation, yoga et Tai-Chi. Dans cette étude le temps de doublement du PSA passe de 11,9 mois à 112,3 mois, ce qui correspond à un retard considérable !

L'extrapolation du facteur stress parmi les causes du cancer de la prostate reste une hypothèse à confirmer, même si cette cause est actuellement confirmée pour les mauvaises habitudes alimentaires.

4 ● Le stress protégerait-il du cancer du sein ?

En septembre 2005, l'équipe de Naja Rod Nielsen, de l'Institut National de Santé Publique de Copenhague, a publié[12] le suivi de 6 689 femmes pendant 18 ans à la

11. – Saxe G.A., Major J.M., Nguyen J.Y., Freeman K.M., Downs T.M., Salem C.E. *Potential attenuation of disease progression in recurrent prostate cancer with plant-based diet and stress reduction*, Integrative Cancer Therapies, 2006 Sep : 5(3) : 206-13.
12. – British Medical Journal, 2005, vol.331, p. 548-550.

recherche d'une éventuelle corrélation entre le stress et le cancer du sein, en utilisant un questionnaire incluant plusieurs, signes du stress :

« les sensations de tension, la nervosité, l'impatience, l'anxiété et l'insomnie. Chacune des femmes devait préciser si elle en présentait un niveau bas, moyen ou élevé. Durant les 18 ans de l'étude, 251 femmes ont développé un cancer du sein.

Les chercheurs ont découvert que les femmes qui se déclaraient le plus stressées (665 femmes sur 6 689) avaient 40 % moins de risques de développer un cancer du sein que celles qui se déclaraient peu stressées (2 823 femmes sur 6 689).

De plus, sur une échelle de stress de six degrés, chaque degré supplémentaire équivalait à 8 % de risque en moins de contracter la maladie. »

L'étude ne précise pas si les femmes stressées n'étaient pas mieux surveillées, consommaient moins d'hormones exogènes connaissant les risques inhérents à ces consommation, avaient plus d'enfants, les avaient allaités...

Les auteurs ont expliqué que « ce phénomène pourrait être dû à un moindre taux d'estrogènes en réponse au stress ».

Aucune étude n'a confirmé cette assertion.

On sait seulement que les hormones de stress (elles ont besoin du même noyau chimique que les hormones sexuelles qu'elles leur voleraient) pourraient altérer la synthèse d'œstrogènes.

Les chercheurs ont cependant ajouté que « le stress ne peut jamais être considéré comme une réponse saine, et qu'il a de nombreux effets néfastes sur le corps humain, notamment au niveau cardiovasculaire ».

Au total, si les conséquences de l'annonce du cancer du sein sont fortes au plan émotionnel et psychologique[13], elles sont probablement partiellement, en partie présentes dans les causes du cancer du sein. Elles doivent donc être prises en compte dès le diagnostic posé et tout au long du traitement qui doit aller jusqu'au bout, afin de participer activement à la prévention de la ou des récidives.

13. – J.F. Morere. *LE CANCER DU SEIN* (Coll. Oncologie pratique), Éd. Springer 2007. S. Dauchy and P. Rouby *LE CANCER DU SEIN, Aspects psycho-oncologiques*, 291-313.

CHAPITRE

3

LE STRESS ET LES STRESS

1 Définir et comprendre le stress et les chocs psychologiques

Sur le site de Wikipedia, la définition du stress est claire : « Le stress (" contrainte " en anglais), ou syndrome général d'adaptation, est l'ensemble des réponses d'un **organisme** soumis à des **contraintes** environnementales. Dans le langage courant, on parle de **stress positif** (eustress en anglais) ou négatif (distress). » Pour nous francophones, le stress est plutôt synonyme de négatif. Plus d'un quart d'entre nous se sentent, se disent stressés chaque jour, mais ne savent pas comment éviter cette tension.

Dans le grand dictionnaire Robert, le Pr Jean Delay, le définit comme « un état de tension aiguë de l'organisme astreint à mobiliser ses défenses, pour faire face à une situation menaçante. »

On peut distinguer petits et grands stress, aiguës et chroniques. Le curseur de l'angoisse peut donc évoluer du plus faible, dont l'exemple le plus simple serait le désir compulsif d'une cigarette ou d'un verre de coca ; au plus grave que l'on peut qualifier d'effroi, tel un poids lourd qui fonce sur vous sur l'autoroute et s'arrête à un millimètre de votre voiture.

Les chocs psychologiques sont ceux qui marquent la vie et la transforment pour plusieurs et longues années : un divorce, la perte d'un enfant, un accident de voiture qui immobilise plusieurs mois, la perte fracassante d'un emploi qui fait perdre la confiance en soi que l'on avait construite au fil des ans…

C'est la chronicité du stress qui est toxique plus que son aspect aigu.

Tout le monde se doute que le(s) stress fait le lit de nombreuses pathologies et les aggrave avec les éruptions de psoriasis, les troubles digestifs variés surtout de type inflammatoire, les dépressions plus ou moins sévères et parfois aiguës qui peuvent conduire au suicide[1]. On sait depuis assez peu de temps que le stress fait partie officiellement des nombreux facteurs en cause en cancérologie.

Le stress est responsable de cancers dans des localisations autres que les seins

Le stress chronique est responsable d'inflammation et d'ulcérations sur le tube digestif haut ou bas selon les susceptibilités des personnes. Il est probable qu'il s'agit de susceptibilités génétiques, mais les gènes en cause, probablement plusieurs ne sont pas encore isolés.

- **Au niveau du tube digestif haut**, c'est l'inflammation de l'estomac – qui conduit à l'ulcère –, lequel est capable de se transformer en cancer, de même que les reflux de liquide gastrique vers le haut, vers l'œsophage, en l'irritant longuement peuvent conduire à la constitution d'un cancer de la partie basse de l'œsophage.

1. – Pr Henri Joyeux, Jena Epstein et Philippe Vaur. *Le suicide, qui n'y a jamais pensé : les clés pour comprendre, parler, prévenir.* Éd. F.-X. de Guibert, 2008.

- **Au niveau du tube digestif bas**, c'est l'inflammation du rectum le plus souvent, sous la forme d'une RCUH (Recto-Colite-Ulcéro-Hémorragique[2]) mais les irritations peuvent atteindre tout le colon, sous forme de *pancolite*. Dix ans d'évolution de ces irritations conduisent dans un cas sur deux au cancer du rectum ou du colon. Ce type de complication est aussi observé dans les suites prolongées de la maladie de Crohn.

Le nouveau concept de « Commotion sociale » ou « Stress social »

Ce concept est apparu autour de l'an 2000 avec l'apparition des traumatismes sociaux apparus avec les graves inondations, la généralisation des feux de forêts, les tsunamis en Asie, les tremblements de terre en Haïti pour ne citer que les plus récents. Sans parler des tremblements politiques dans les pays où régnaient des dictatures d'un autre âge.

Ce sont des débordements émotionnels qui ont touché d'abord ceux qui vivaient directement ces types de catastrophes, mais aussi leurs proches qui a distance par les canaux médiatiques restaient au contact de ces réalités. Dans ces cas ce sont les défenses naturelles qui sont, un temps plus ou moins long, submergées par l'afflux de stress.

La médecine psychologique est en général vite présente sur les lieux et tente d'accompagner les personnes touchées en les aidant à mettre des mots sur leurs angoisses afin qu'elles ne restent pas enfouies et enfermées sur leurs peurs. Peu d'études ont cherché les conséquences organiques à long terme de telles paniques, en dehors de celles,

2. – La RCUH se traduit par des diarrhées fréquentes, invalidantes et souvent hémorragiques responsables d'anémies chronique parfois sévères.

déjà citées de la Shoa. Évidemment ce n'est pas au cancer du sein que l'on pense en premier, sauf quand c'est la patiente qui relie son atteinte à ce vécu antérieur.

Le traumatisme psychique ne fait pas de doute et ce n'est pas seulement le syndrome du survivant qui doit être étudié, les conséquences sur le long terme ne doivent pas être oubliées. Évidemment, les solutions sont d'abord sociales bien plus que médicales, afin de ne pas alourdir peines et désordres psychologiques. Les étasuniens parlent de *Post Traumatic Stress Disorder (PTSD)*, leurs études portant préférentiellement sur les survivants des guerres d'Irak, d'Afghanistan ou des attentats terroristes du World Trade Center.

2 • Les données expérimentales chez l'animal et avec des fragments de tumeurs humaines

Expérimentalement, chez des rats Sprague Dawley chez lesquels on greffe des cellules de cancer du sein, mis en situation d'isolement, on compte un triplement des risques de cancer en taille et en extension tumorale[3]. On retrouve ces résultats chez les femmes en situation d'isolement social.

De même, selon l'équipe de Georgetown University les souris isolées et suralimentées sont obèses et développent plus de cancers mammaires.

Au terme de 10 semaines, 92 % des souris stressées suralimentées porteuses d'un modèle à haut risque de cancer du sein, développent des tumeurs, tandis que seulement 36 % des groupes normalement nourris, isolées ou en collectivité en développent. Quant au groupe suralimenté vivant en groupe, elles développent

3. – Proceedings New York Academy of Sciences, dec 2009.

une tumeur mammaire dans 67 % des cas. En outre les souris isolées et suralimentées les développent plus vite et sont plus volumineuses. Pour le Pr Hilaviki-Clarke, l'isolement social est un facteur de stress important, entrainant une réponse précise du système nerveux central avec certainement immunodépression. (American Association for Cancer Research AACR avril 2011).

Une équipe de l'Institut Curie à Paris[4] s'est spécialisée en ce domaine « Stress et Cancer ». Elle associe des outils moléculaires de la biologie cellulaire à des modèles d'animaux porteurs de tumeurs, comparativement à des échantillons de tumeurs malignes issues de l'humain. Ces études novatrices « ont mis en évidence les mécanismes moléculaires par lesquels l'accumulation des radicaux libres amplifie le vieillissement et le développement tumoral. » Leurs résultats les plus récents démontrent « le rôle paradoxal des ROS (*Reactive oxygen species* ou *espèces réactives de l'oxygène*) » qui favorisent le développement tumoral. Le paradoxe est que l'effet des traitements anti-oxydants à fortes doses est en général non bénéfique, voire délétère, pour la survie des organismes.

En juin 2010, cette équipe affirme « explorer l'influence du micro-environnement sur les cellules tumorales et l'acquisition de leur capacité migratoire. Dans un cancer, les cellules tumorales évoluent dans une niche, le stroma, composée essentiellement de cellules de soutien, les fibroblastes. Lorsque ces fibroblastes sont soumis à un stress oxydatif, on constate qu'ils se transforment en myofibroblastes, des cellules connues pour leur propriétés contractiles. Tout se passe alors comme si les myofibroblastes ouvraient la voie aux cellules tumorales. Elles quittent le tissu en premier et créent une matrice qui va servir de rails aux cellules tumorales. »

---

4. – Fatima Mechta-Grigoriou est directrice de recherche Inserm et chef de l'équipe stress et cancer dans l'unité génétique et biologie des cancers, Institut Curie / Inserm U830.

Le site Wikipedia résume en termes grand public « En période de stress environnementaux (par exemple, UV ou exposition à la chaleur), les niveaux de ROS peuvent augmenter considérablement. Il peut en résulter des dommages importants pour les structures cellulaires. Ces problèmes se conjuguent dans une situation connue sous le nom de **" stress oxydatif "**. Les ROS sont également générées par des sources exogènes tels que les **rayonnements ionisants**. »

Ronald Glaser et ses collaborateurs[5] ont découvert grâce à une étude conduite sur les cellules cancéreuses en culture qu'une hormone de stress pourrait favoriser la croissance tumorale. « Une des hormones de réponse au stress, la noradrénaline, stimule la croissance de certaines **cellules** tumorales. » Les bêtabloquants (notamment utilisés pour traiter l'hypertension artérielle) pourraient contrecarrer les effets de cette hormone. Ce phénomène a été mis en évidence in vitro en étudiant des **cellules** de **mélanomes** malins.

Les chercheurs ont observé que *la présence de noradrénaline dans le milieu de culture conduit les* ***cellules*** *tumorales à fabriquer plusieurs facteurs favorisant la croissance tumorale. « L'addition de bêtabloquants s'oppose à ce mécanisme en bloquant la cible de la noradrénaline.* »

Les chercheurs soulignent[6] que ces résultats sont loin d'être suffisants pour affirmer qu'un stress peut accélérer le développement d'un cancer ou que la prise de bêtabloquant va ralentir la progression de la maladie. De nombreuses expériences complémentaires devront être conduites pour confirmer ou infirmer ces hypothèses.

5. – Ronald Glaser est professeur de virologie moléculaire, immunologie et génétique médicale, directeur de l'Institut de recherche sur les comportements et son épouse Jan Kiecolt-Glaser, est professeur de psychologie et psychiatrie dans l'état de l'Ohio aux USA.

6. – Eric Yang et col. *Brain, Behavior and Immunity*, 2 février 2009.

Limites des relations entre stress-cancer et gravité plus pregnante du « burn-out »

Qui n'est pas stressé dans sa vie de tous les jours ? À peu près personne ! Remarquons que le même stress peut être immense pour l'un et ridicule pour l'autre. Évidemment hors de nous la pensée d'attribuer tel ou tel cancer au stress. Ce serait à la fois trop facile et scientifiquement **faux**, car on connaît de plus en plus les causes des cancers, en dehors ou en plus du stress.

On sait bien que le stress peut conduire à des états de dépression plus ou moins forte, allant jusqu'au désir de *dormir longtemps* qui peut se confondre chez de nombreuses personnes *avec le suicide*.

Le « burn-out », ou « syndrome d'épuisement professionnel est une **maladie** caractérisée par un ensemble de signes, de symptômes et de modifications du comportement en milieu professionnel. Des modifications morphologiques, fonctionnelles ou **biochimiques** de l'organisme du sujet atteint, sont observées dans certains cas. Le **diagnostic** de cet état de **fatigue** classe cette maladie dans la catégorie des **risques psychosociaux** professionnels et comme étant consécutive à l'exposition à un **stress** permanent et prolongé. Ce syndrome est nommé « burn-out » syndrome chez les **anglophones**, d'où l'expression de burnout, et **Karōshi** (過労死) (littéralement : " mort par excès de travail ") au **Japon**. »

Ce syndrome fait partie des causes de suicides, tels qu'ils ont été observés récemment en France, chez France Télécom ou Renault ou en Chine dans les grandes structures industrielles travaillant sous pression avec des salaires de misère payés indirectement par des grands groupes industriels chinois mais aussi Étasuniens ou européens.

Les médecins généralistes, ne sont pas exempts de ce type de maladie qui peut donc finir très mal. Dans le beau département du Vaucluse, le taux de morts par suicide dans cette profession était de 50 % chez les médecins décédés entre 1997 et 2002 ! Alors que le taux de suicides dans la population générale est de 5,6 %, chez les médecins praticiens actifs de moins de 65 ans, il est de 14 % !

Évidemment ce type de complications est bien plus grave qu'un cancer, mais pour le moment aucune relation n'a été publiée entre « burn-out » et augmentation de l'incidence des cancers.

Ces dernières années, le « burn-out » a fait l'objet de plusieurs études concordantes. Dans la Région française de Poitou-Charentes une comparaison des scores de « burn-out » avec d'autres profession proches a été effectuée : les médecins généralistes présentent là aussi les scores les plus élevés d'épuisement professionnel et de dépersonnalisation des patients. Ils gardent un bon score d'accomplissement personnel. On pourrait traduire par « un beau métier mais dur à vivre ».

Dans la Région Île-de-France l'étude consacrée à l'ensemble des médecins libéraux concluait en 2007 que 53 % des médecins répondant se sentent menacés par le « burn-out ». Il s'agit surtout de généralistes et de médecins en secteur 1.

Parmi les causes évoquées par ces médecins, l'excès de paperasserie (62,6 %) et l'augmentation des **contraintes** collectives (47,3 %) sont les plus cités.

Les conséquences du « burn-out » évoquées par les médecins résident autant dans la dégradation de la relation médecin malade, la dégradation de la qualité des soins, la diminution de l'accomplissement personnel. C'est au-delà de ce stade que se situe la surmortalité par suicide chez les médecins. Le taux de suicide dans les décès entre 30 et 65 ans est de 14 % contre 6 % dans la population générale et dans 26 départements correspondants à 44 000 médecins actifs, le taux de suicide annuel est 3,13/10000[7]. Il n'y a pas d'études spécifiques pour les généralistes en France mais les études étrangères vont dans le sens d'une surmortalité essentiellement féminine.

Évidemment, le cancer du sein est moins grave que le suicide !

Mourir en bonne santé physique n'a pas de sens, mais mourir en mauvaise santé mentale prend son sens pour celui ou celle qui en décide.

Une question se pose : les tentatives de suicide ou « l'échec » de celui-ci conduisent-ils à un risque plus grand de cancer du sein ? Aucune étude ne permet actuellement cette affirmation.

7. – Taux annuel de suicides à France Télecom : 1,6/10000.

CHAPITRE 4

LES CONSÉQUENCES BIOLOGIQUES ET CLINIQUES DU STRESS

Il est nécessaire de distinguer par souci de clarté, les conséquences dites cliniques, des conséquences biologiques. Les atteintes biologiques peuvent expliquer les *signes cliniques* du stress.

1 • Les conséquences biologiques du stress

• • Classiquement, on distingue 3 phases du stress : la phase d'alarme, la phase de résistance, la phase d'épuisement

Le cerveau est le premier touché au niveau du cortex et des noyaux du centre de celui-ci, dit de l'hypothalamus, ainsi que dans la zone de la mémoire qu'est l'hippocampe. Ce dernier stocke l'information reçue, ce qui permet à la fois d'apaiser la réaction et de la garder en mémoire pour qu'elle puisse ressortir un jour ou l'autre. Il est impossible de l'effacer !

- **La phase d'alarme** est une réponse à court terme qui permet à l'organisme de se mobiliser contre l'agent agresseur. La force musculaire et les réflexes sont décuplés.

- **La phase dite d'adaptation ou de résistance** voit le corps mobiliser une forte énergie, libérant adrénaline et noradrénaline, mais aussi endorphine, cortisol, dopamine et sérotonine.

- **La phase d'épuisement** entraine des désordres métaboliques, en particulier une immuno-dépression. Le malaise envahit tout l'organisme et la lutte devient de plus en plus difficile. Le moral agit sur le corps, c'est la psycho-somatique, et le corps agit aussi sur le cerveau en aggravant l'état dépressif.

Les réactions hormonales de la psycho-endocrinologie

Ce sont ensuite des réactions hormonales qui se déclenchent, stimulant les glandes chargées de la gestion du stress, essentiellement les glandes surrénales. Celles-ci ont 2 parties bien distinctes, la partie centrale dite *médullosurrénale* et la partie périphérique ou corticale dite *corticosurrénale*.

La *médullosurrénale* est actionnée à la phase aiguë, délivrant une sécrétion d'adrénaline qui fait monter la tension artérielle temporairement au début. Si le stress se chronicise, l'hypertension artérielle peut s'installer, nécessitant la mise en place de traitements bien connus[1] des cardiologues. Ceux-ci reconnaissent qu'ils ne cherchent pas trop les causes de cette hypertension, plus orientés vers ses conséquences. Les hypotenseurs sont souvent associés à un diurétique et sont évidemment efficaces.

1. – Dans de telles conditions, le plus simple est de commencer par des tisanes de feuilles d'olivier, matin et soir, à raison d'une cuillerée à soupe bien tassée de feuilles séchées.

La tension baisse ce qui tranquillise, mais les effets collatéraux sont le plus souvent passés sous silence. Une fatigue de fond s'installe, la patiente est désormais médicalisée. Si elle fait état de quelques troubles du sommeil ou de la moindre anxiété, un petit antidépresseur ou anxiolytique est associé au traitement cardiologique.

La *corticosurrénale* fabrique l'hormone du stress par excellence qu'est le *cortisol*. Cette hormone nous est utile dans les périodes de stress aigu, mais elle peut avoir des effets négatifs sur le reste de l'organisme si elle est sécrétée soit trop souvent lors des successions de stress, soit régulièrement si le stress se maintient. Quand le stress est trop fort ou devient chronique, l'hippocampe (zone de la mémoire) se sature de cortisol, ne peut plus réguler. Le cortisol envahit le cerveau et s'installe alors la dépression. Les zones altérées sont au niveau du cerveaul'hippocampe en particulier et d'autres noyaux gris centraux et zones du cortex, en particulier la zone antérieure, préfrontale.

Notons que la sécrétion de cortisol baisse normalement pendant la nuit qui est le temps du repos. Son taux est maximum en fin de matinée et se réduit normalement l'après midi si le stress disparaît.

Le jeu des 4 hormones principales du stress

1 **L'Adrénaline** est responsable des à-coups tensionnels.

2 **Le Cortisol** est chroniquement élevé chez les anxieux.

3 **La Mélatonine** est considérée comme l'hormone régulatrice du sommeil et ainsi du stress. Elle est synthétisée par la glande pinéale, de la taille d'un petit pois situé au centre du cerveau. Elle assure la régulation des cycles du sommeil, des hormones ovariennes et du système

immunitaire. Un faible taux de Mélatonine accroît le risque de cancer du sein. C'est un anti-oxydant.

- **Chez le rat, la mélatonine prévient les tumeurs mammaires** chimiquement induites (au DMBA – diméthyl-benzanthracène). Les études in vitro ont confirmé ces résultats, la mélatonine réduirait de 75 % la croissance des cellules cancéreuses.

- **Les relations mélatonine et hormones sexuelles.** Les taux nocturnes de Mélatonine dans les urines sont beaucoup plus bas chez les patientes atteintes de cancer du sein, que chez les femmes bien portantes. Les concentrations élevées de mélatonine dans le sang réduisent la production ovarienne d'œstrogènes et de progestérone, et c'est cette rétroaction qui protégerait du cancer du sein. Le Pr Lucien Israël a souvent proposé d'en prescrire aux patientes atteintes du cancer du sein, mais n'a jamais publié ses résultats.

L'intervention sur la régulation émotionnelle peut avoir une influence positive dans les expériences émotionnelles pendant la première année du diagnostic.

4 **La prolactine**, comme son nom l'indique est fabriquée par la petite glande hypophyse située à la base du cerveau et dédiée à la *lactogenèse*, donc à la fabrication du lait maternel après l'accouchement. Cette hormone est considérée comme promotrice du cancer du sein, quand elle est associée aux œstro-progestatifs.

Ajoutons les expériences chez des mammifères femelles, hors gestation qui ont montré que les Estrogènes (Olsen 1996) diminuent la réponse immunitaire et ainsi augmentent la susceptibilité aux infections. De même les Estrogènes en excès favoriseraient les maladies dites *auto-immunes* (MAI). (Mac Murray 2001.)

Il faut ajouter le rôle des neurotransmetteurs endorphine, dopamine et sérotonine qui sont bien connus en neuropharmacologie.

L'immunodépression du stress

• *Le cortisol est immunodépresseur*

Quand il est fabriqué en excès et de manière chronique. En effet, il réduit les défenses immunitaires, en même temps qu'il élève le taux du sucre dans le sang, car il a un rôle hyperglycémiant. D'où les risques accrus de prédiabète, d'augmentation du poids jusqu'à l'obésité. En effet, le pancréas réagit en augmentant la formation et la libération d'insuline qui crée une *hypoglycémie* réactionnelle qui augmente la faim et la consommation consciente ou inconsciente de sucres.

Les hormones stéroïdes, on l'oublie souvent, peuvent aussi être à l'origine de lymphopénie traduisant une baisse de l'immunité. (Simon Idelman. *Endocrinologie – Fondements physiologiques*. PUG, 1990.) En effet les taux de lymphocytes CD4 et CD8 dans le sang en particulier le rapport CD4/CD8 traduisent le bon, moyen ou mauvais état immunitaire. C'est dans l'évolution de la maladie SIDA que ces taux sont particulièrement suivis et validés.

Les défenses immunitaires s'épuisent et au niveau intestinal peut apparaître une porosité intestinale (leaky gut) qui laisse passer des molécules appartenant aux déchets organiques. L'intestin grêle en particulier et à un moindre degré le système colique possèdent un système de défense fort bien organisé[2].

Ces molécules normalement devraient être tout simplement évacuées vers l'extérieur. En passant la barrière intestinale, elles vont avoir un effet toxique sur tel ou tel organe, selon la susceptibilité de la personne.

• *Les protéines du stress*

Sont fabriquées par le foie exactement de la même façon que dans la phase qui suit un traumatisme. On les nomme acute proteins ou heat shock proteins = HSPs. Celles-ci contribuent à la tumorogénèse en inhibant l'apoptose (la mort normale de la cellule qui se multiplie alors de manière anarchique).

• *Un biomarqueur de l'état immunitaire : la « Divpénie® »*

Le rêve d'évaluer facilement l'état immunitaire est-il proche de devenir réalité ? Le compte des globules blancs en particulier des lymphocytes peut être utile, mais n'est pas suffisant malgré la sélection des CD4 (lymphocyte T auxiliaires), CD8 (lymphocytes T cytotoxiques), CD56 (NK = Natural Killers). Des chercheurs du Centre Léon Bérard à Lyon ont mis au point une technique mesurant le potentiel de production de 2 types de récepteurs des lymphocytes T et B (TCR et BCR). Cette mesure est associée à la Numération Diversité Lymphocytaire (NDL) ce qui permet de stratifier les patients. Ce nouveau marqueur du capital immunitaire a certainement de l'avenir, d'autant plus qu'il pourrait être réalisé à partir d'une petite prise de sang. (www.divpenie.com)

---

2. – Nous le décrivons de façon détaillée dans notre, livre *Guérir enfin du cancer*, Éd. Du Rocher, 2010.

2 Les conséquences cliniques du stress

L'angoisse et ses trois réflexes dans la vie quotidienne

Notre société fabrique de l'angoisse à longueur de jours. Il n'est qu'à écouter les nouvelles sur toutes les chaînes audiovisuelles pour s'en convaincre : les tremblements de terre et tsunamis, les inondations, les centrales nucléaires vieillissantes ou fissurées, les guerres permanentes sur tant de sites, le chômage, les suicides… Proches de nous évidemment par médias interposés, ces catastrophes humanitaires sont quasiment incessantes. Quand cela s'arrêtera-t-il ? Probablement jamais.

Il ne s'agit pas d'être pessimiste mais réaliste et plus judicieux de chercher à comprendre les conséquences anthropologiques de ces stress permanents.

À cela s'ajoute les nombreux problèmes de santé qui touchent tant de familles, désormais appelés maladies de civilisation : diabète[3], obésité, cancers et maladies auto-immunes des rhumatismes à l'Alzheimer. À tout cela il faut ajouter la violence, l'insécurité, les peurs stimulées avec l'immigration ou les Roms… et toutes les addictions nouvelles souvent destinées à réduire les stress.

Les structures spécialisées dans ces différentes pathologies ou anomalies sociales sont très bien organisées pour accroître les peurs et stimuler leur solidarité et surtout leur portefeuille[4].

---

3. – Il coûte en France 14 milliards d'€/an : 10 % des dépenses de Santé et 40 % à l'hôpital. Soit 5300 €/an en moyenne par patient et 65 000 € pour un diabétique de type I. Pour le diabétique de type 2, la prise en charge annuelle varie entre 3600 et 10 400 €.

4. – Le budget communication de la Ligue contre le Cancer en France atteint **30 millions d'€ par an…**

Face à ces multiples agressions, l'organisme humain réagit logiquement pour se protéger. Les protections sont variables d'une personne à l'autre, les unes sont réflexes de vie ou survie, les autres plus élaborées exigent plus de moyens comme nous le verrons, avec la surveillance médicale et les consommations d'antidépresseurs, anxiolytiques, somnifères...

Les réponses *réflexes* visant à nous protéger sont passionnantes à analyser car elles font partie de notre *anthropo-logique* de base. Elles visent à assurer d'abord notre survie et touchent donc aux 3 domaines fondamentaux de la vie humaine.

- **L'alimentation**, car on ne peut pas vivre sans manger.
- **L'argent**, car on ne peut pas vivre sans un minimum d'argent.
- **L'amour**, car on ne peut pas vivre sans amour.

On peut imaginer faire bouger le curseur de l'angoisse et le considérer dans ses deux excès, minimum (être accro d'un verre de coca par exemple ou d'une cigarette) et maximum (un camion fonce sur vous et s'arrête à quelques millimètres de vous).

Dans ces situations, les réflexes varient selon les personnes. Nous ne prenons pas en compte les réponses existentielles, telles qu'elles sont analysées par Kiekegaard dans son livre *l'Angoisse*.

Les uns réagiront vers l'alimentation excessive, sucrée, calorique, alcoolisée... et aggraveront ou créeront telle ou telle pathologie.

Une mère de famille accompagnant son fils au terme de sa vie, après d'épouvantables souffrances, me disait qu'elle avait été prise d'une fringale inextinguible, immédiatement après sa mort. N'est-ce pas ce qu'on observe à l'issue des funérailles ou des fêtes des morts, lorsque les familles se retrouvent dans les cimetières pour « festoyer » sur la tombe des êtres aimés.

Ce type de réaction alimentaire au stress s'observe dans la vie courante dans les deux sens, conduisant aux excès opposés, l'anorexie ou la boulimie.

D'autres refusant les réactions précédentes, de nature alimentaire, se tourneront vers des dépenses inutiles pour se faire plaisir, petits ou grands cadeaux et risque de surendettement qui s'ensuit…

D'autres enfin, refusant les deux réflexes précédents – qu'ils ont repérés – auront inconsciemment besoin de câlins, multipliant actes ou partenaires à la recherche de l'amour. Ce dernier réflexe dans une société très sexualisée est certainement de plus en plus fréquent et selon l'âge domine sur les deux autres.

Les angoisses de la vie de tous les jours pour les femmes atteintes de cancer du sein

C'est évidemment toute la vie quotidienne qui est perturbée et pour une femme, même moderne ce n'est pas peu dire, tant elle fait plusieurs métiers à la fois. La gestion de sa maison, des enfants (les amener à l'école, les rechercher, les occuper les mercredis et le temps des vacances), du mari ou compagnon en prend un coup et en plus, elle doit mener sa vie professionnelle, sa carrière…

Alors que la vie sexuelle est complètement anéantie le temps des chimios, de la chirurgie et de la radiothérapie, la vie affective est aussi perturbée. Que dire aux enfants, quand le leur dire et comment ? Attendre que les cheveux tombent, les prévenir que « maman est malade »,

« maman va à l'hôpital », « peut-on guérir ? » faut-il prononcer le mot « cancer »... Autant de questions qui se posent et qu'il faut résoudre parfois du jour au lendemain.

Repli sur soi, besoin de solitude, de s'occuper de soi, ménopause artificielle de la chimio qui arrête les règles, bouffées de chaleur à répétition ne font qu'entretenir un assez haut niveau de stress. Sans oublier le regard des proches, d'abord du mari ou compagnon, des amis, des collègues de travail, du patron qui devra accepter les absences plus de 6 mois... Les nuits sans sommeil, les angoisses du jour se cumulent donnant parfois des idées suicidaires qui peuvent imposer un suivi psychologique ou même psychiatrique.

Les signes qui ne trompent pas

Ils sont multiples pouvant toucher et s'exprimer à travers de nombreux organes et selon les susceptibilités de chacun. Classiquement plus d'un quart des français subiraient du stress de manière excessive :

- au niveau cérébral, ce sont surtout les maux de têtes, les troubles de la mémoire précoce, les acouphènes, les difficultés de concentration, la prise de mauvaises décisions ou l'impossibilité d'en prendre. À cela s'ajoute un *mauvais sommeil* qui n'est pas réparateur, des cauchemars qu'il peut être intéressant d'analyser pour mieux évaluer la profondeur de la déprime ;
- au niveau de l'humeur, tout est possible, des crises de pleurs à l'agressivité autant face à l'incompréhension qu'à trop de sollicitude de l'entourage...
- au niveau digestif, ce sont plus les fringales et addictions alimentaires ou la constitution de troubles digestifs haut (œsophagite, gastrite, gastroduodénite...) ou bas avec une

symptomatologie de type surtout diarrhéique allant jusqu'à l'émission de sang dans la rectocolite hémorragique;

- au niveau urinaire, ce sont des émissions fréquentes d'urines (pollakiurie), la nécessité de se lever plusieurs fois par nuit (nycturie) pour émettre peu d'urine...
- au niveau cutané, des poussées de psoriasis, l'apparition ou l'élargissement d'un vitiligo, des érythèmes sur des zones du corps sexuel, sous les glandes mammaires, dans la zone génitale...
- au niveau respiratoire, on observe des sensations d'oppression, de suffocation, des troubles de la voix, des crises pseudo-asthmatiformes ou une recrudescence d'un asthme antérieur;
- au niveau ostéo-articulaire et musculo-tendineux, des crampes, des spasmes musculaires, des lombalgies, des douleurs costales, des douleurs articulaires en particulier au niveau des membres inférieurs qui enferment la patiente devant son poste de télévision ouvert 12h par jour comme présence plus ou moins apaisante...

• *Les risques d'addictions par réactions au stress*

Ils dépendent de chaque personnalité plus ou moins tournée vers l'alcool, la tabac qu'on avait décidé d'arrêter et qu'on reprend presque sans s'en rendre compte... mais aussi:

• Les fumées: du tabac au haschich

Le tabagisme est à la fois cause et entretien du stress. On le retrouve comme cause et « entretien » du cancer du sein, augmentant donc les risques de récidives. On sait que l'oligo-élément « cadmium » de la fumée du tabac lié à la prolactine se fixe sur les récepteurs d'œstrogènes.

Une étude du JNCI en 2004 a observé 30 % d'augmentation de cancers du sein chez les fumeuses comparativement aux non-fumeuses (étude sur une cohorte de 116 554 femmes). Pour se satisfaire, les fumeuses ont besoin d'au moins 1 paquet par jour pendant 5 ans, avant l'âge de 20 ans et avant une première grossesse. Cette addiction augmente donc les risques de récidives et de décès.

Quant au tabagisme passif, il augmente le Risque Relatif de cancer du sein : RR entre 1,68 et 2,19.

Chez les femmes obèses, le tabagisme raccourcirait les télomères, les bras de certains chromosomes, et serait responsable de vieillissement accéléré.

De plus en plus de femmes jeunes se tournent vers les « joints » pour réduire leur anxiété. Elles fument un haschich qu'elles ne savent pas OGM, avec une concentration de TetraHydroCannabinol (THC) qui est passée de 5 % à plus de 30 % qui a des effets négatifs sur le foie, le cerveau, l'immunité et perturbent l'efficacité thérapeutique. Les effets calmants de ces drogues sont des leurres parfois prônés par des gourous ou même des médecins incompétents.

La prévention de ces risques doit être évoquée avec la patiente, d'autant plus si elle a été une habituée de ces drogues et qu'elles sont en partie en cause dans la genèse du cancer du sein.

• Les addictions alimentaires du stress

Elles sont très classiques et facilement rapportées par les patientes. Elles sont à la fois souvent réactionnelles au stress comme dans l'avons vu avec les 3 réflexes de l'angoisse et en même temps ne peuvent qu'augmenter les risques de récidive.

• *Le sucre appelle le sucre*

Peu de personnes savent ce que nous faisons des sucres consommés parmi nos aliments. Ils croient qu'il s'agit du sucre que l'on ajoute à son café, chocolat ou thé... On leur fait croire alors que le goût sucré sera obtenu avec *les faux sucres*, l'Aspartame, présent dans le *Canderel*®, classique sucrette que tant de personnes consomment « pour leur santé ». On connaît désormais les risques de cancer du système lymphatique avec l'aspartame qui en plus est retrouvé dans tant de boissons sucrées, soda et coca dit « light » et cette publicité mensongère « coca zéro » qui est devenue « coca zéro stress ».

Nombre d'aliments se comportent comme des sucres: la pain blanc, tous les produits laitiers (lait, yaourts, glaces, crèmes... en particulier) par leur lactose, les viennoiseries, biscuits... L'index glycémique de ces produits est équivalent à celui du sucre, il est proche de 100. Après de telles consommations, on observe dans un premier temps une hyperglycémie suivie d'une hypoglycémie réactionnelle. Lorsque l'hypoglycémie apparaît (taux de sucre dans le sang, inférieur à 1 g/l), la patiente est alors prise d'une petite faim, qui se traduit par une fringale de sucre. C'est alors le cercle vicieux qui s'installe.

D'une manière générale, notre foie est capable de stocker l'équivalent de 2 jours de réserves en sucre (sous forme de glycogène) soit au maximum 4000 calories. Au delà de ce stockage s'il n'est pas utilisé, le sucre va se transformer en gras directement dans le foie réalisant ce qu'on appelle « la stéatose hépatique », ou en terme agronomique et gastronomique chez l'animal, le classique foie gras.

Il s'agit du début d'une authentique insuffisance hépatique dont les signes cliques se traduisent surtout par une fatigue générale associée à de l'essoufflement. C'est exactement ce que l'on observe chez les oies en fin de vie le jour où l'on décide de les euthanasier pour récupérer leur « bon foie gras ». Sur le plan biologique les enzymes hépatiques sont perturbés et ne redeviendront normaux qu'à la régression de la stéatose.

Au delà du stockage hépatique tout le sucre se stocke dans le tissu gras sous la peau (doigts boudinés, cuisses plantureuses, fesses rebondies…) mais aussi dans la partie graisseuse des seins. C'est le gras en excès dans les seins qui peut stimuler la prolifération de cellules cancéreuses qui étaient préalablement au repos. Nous le verrons avec les autres causes du cancer du sein en dehors du stress, le surpoids et le gras augmentent les risques de cancer du sein.

• *Le gras appelle le gras*

Les viandes sont bien connues pour leurs « graisses cachées », mauvaises graisses en général sous la forme des « acides gras saturés ». Les consommations excessives de charcuterie, apportent trop de produits gras. Ce sont surtout les graisses animales qui sont en cause et il faut ajouter aux viandes tous les produits laitiers (beurre, yaourts, fromages, crèmes, glaces…). Le gras fatigue quand il est en excès. Il fatigue physiquement et psychologiquement. À un point tel que les femmes souhaitent à tout prix le perdre, surtout quand les belles saisons arrivent. Ce type de stress est exploité par les marchands d'amaigrissement qui promettent *la ligne rapidement* chacun avec sa méthode, évidemment moyennant au total quelques centaines d'Euros.

• *Les régimes amaigrissants et leurs fausses espérances*

L'exemple le plus typique est celui du régime Dukan qui diffuse largement sur Internet. **Ce régime est médicalement dangereux, il faut le faire savoir**. Il consiste à consommer de façon outrancière des protéines sous toutes leurs formes (viandes, charcuterie), à des taux représentant 3 à 4 fois les apports dont l'organisme a normalement besoin (0,8 à 1 gramme de protéine par kilogramme de poids et par jour).

Il faut ajouter la consommation de « son » BIO (j'ai rencontré plusieurs magasins spécialisés en rupture de stock) sous forme d'un véritable gavage destiné à couper la faim qui n'a pour conséquence que d'aggraver une constipation pré-existante.

À cela s'ajoute la recommandation qui marque et que les femmes retiennent et appliquent, réduire au maximum les apports en sucres et en graisses sous quelque forme que ce soit. La fonte du gras se fait par augmentation d'au moins 20 % de la dépense énergétique quotidienne qui mobilise massivement les graisses de réserves pour remplacer l'énergie absente. Ce déséquilibre en apport de nutriments crée des désordres sévères qu'il faut citer et dont les femmes, évidemment ne sont pas averties.

On leur fait croire qu'elles vont conserver leur masse musculaire (appelée *masse maigre* par opposition à la *masse grasse*), alors que c'est l'inverse. On observe chez ces femmes une fonte musculaire majeure, lourd handicap, car les protéines des muscles sont forcées à se *débobiner* pour libérer des acides aminés *glucoformateurs* capables de remplacer les sucres. C'est ce qu'on appelle en terme scientifique la *néoglucogenèse*, destinée à reconstituer les réserves de sucres dans le foie (sous forme de glycogène).

Au total, des carences apparaissent en vitamines et minéraux par l'absence dans l'alimentation de végétal. L'apport calcique par les produits laitiers animaux et de sel dans les viandes a des conséquences négatives pour les reins, avec risques de lithiase et d'insuffisance rénale difficile à traiter.

La fatigue générale qui ne tarde pas à venir va se traduire, dans l'année qui suit, par des addictions fréquentes à ce qui a manqué, d'où une reprise de poids souvent au delà du poids antérieur. À cela s'ajoute la diminution de la densité osseuse avec risque de fracture chez les femmes après la cinquantaine; les risques cardiovasculaires et le syndrome métabolique avec hypertension, prédiabète, … risque de cancer colorectal par manque de fibres. Notre collègue Jacques Di Costanzo de Marseille signale en plus dans un excellent interview sur le sujet[5] « l'effet désastreux sur la tonicité cutanée et par voie de conséquence sur l'esthétique de tels régimes lorsqu'ils sont pratiqués après uncertain âge ».

- *L'alcool appelle l'alcool*

Sont en cause surtout les alcools forts consommés dans le cadre de l'alcoolisme mondain. Non seulement ils augmentent les risques de cancer du sein, plus encore les risques de récidives. Face au stress du diagnostic et des traitements, il n'est pas rare que ce type d'addiction s'aggrave. Les patientes doivent en être averties. Par contre il n'est pas bon de les affoler comme l'a fait l'INCA, en laissant croire qu'un verre de vin à chaque repas peut augmenter les risques de cancer du sein.

Au total, c'est l'alimentation qui peut devenir désastreuse quand l'anxiété du cancer se surajoute à celle de la vie quotidienne.

Les médicaments du stress : la médicalisation de l'existence psychique

Entre 1945 et 2010, on est passé aux USA de 26 maladies mentales à 395 ! Le fonctionnement de la Santé publique est tel que les laboratoires pharmaceutiques sont parvenus à trouver une maladie par molécule et non une

5. – Magazine *Familles de France*, mai 2011.

molécule pour une maladie… La timidité, l'anxiété sociale sont devenues des maladies et chacune a trouvé son médicament. Jörg Blech dans son livre *Les Inventeurs de maladie* (Éd. Acte Sud), comme notre collègue Edouard Zarifian dans *Les jardiniers de la folie* ont révélé au grand public les manipulations des laboratoires.

Le danger avec les antidépresseurs est l'accoutumance, c'est-à-dire l'impossibilité d'arrêter après un certain temps de consommation. Attention, il ne s'agit pas pour nous de nier la nécessité de prendre au sérieux tout état dépressif, car n'oublions pas que tout état dépressif peut conduire au suicide.

Le rapport Zarifian en 1996 a mis en évidence que la France a la consommation de psychotropes la plus élevée d'Europe (3 à 4 fois plus à population comparable) : benzodiazépines utilisées comme anxiolytiques ou comme hypnotiques (en incluant les produits apparentés) ainsi que les antidépresseurs. Dans notre livre *Prévenir les Cancers du sein,* publié en 2001 (Éd. F.-X. de Guibert) en page 159 note 67, nous rapportons des données scientifiques précises tendant à prouver les dangers de certains antidépresseurs responsables d'une croissance plus rapide du cancer chez les petits animaux.

« Dans le fameux journal *Cancer Research* de janvier 1995, l'équipe du Dr L. Brandes, cancérologue de l'Institut du Cancer de Winnipeg au Canada démontre que certains antidépresseurs comme le Prozac® ou l'Elavil® sont responsables d'une croissance plus rapide du cancer chez la souris. De même l'administration à des doses humaines des médicaments à un groupe de rongeurs atteints de cancer montre qu'après plusieurs semaines les tumeurs étaient 2 à 3 fois plus volumineuses. Bien qu'il s'agisse de travaux chez des petits animaux, donc non transposables totalement chez l'humain, ces résultats incitent à pousser des recherches en clinique humaine. » Mais est-ce l'intérêt des laboratoires pharmaceutiques ?

Nous avons donné la liste de la plupart des médicaments potentiellement dangereux utilisés en France, elle est impressionnante (pages 120 de ce livre). Il faut y ajouter d'autres médicaments absolument indispensables en particulier ceux utilisés par les personnes âgées (antihypertenseurs, diurétiques, somnifères,...). Ces personnes ne doivent pas arrêter leur traitement pour leur cœur, leurs reins ou leur sommeil, ils sont en quelque sorte vitaux.

Le *Rohypnol®*, somnifère très connu est capable de provoquer un état d'ébriété semi-inconscient et il est souvent détourné de son usage par les toxicomanes mais aussi par les violeurs car il provoque une véritable « soumission chimique ». La durée de prescription est maintenant limitée à 14 jours, mais il devrait être supprimé car c'est le médicament le plus souvent en cause dans les overdoses mortelles chez les toxicomanes.

Quant aux états dépressifs, il s'agit de ne pas les entretenir. La dépression lorsqu'elle est présente pour la première fois, n'est pas d'emblée grave, mais elle va crescendo. D'abord légère ou modérée, elle s'aggravera si elle n'est pas rapidement neutralisée. C'est alors que la phytothérapie est indiquée.

Le Millepertuis a fait ses preuves les plus nettes. Le très sérieux British Medical Journal, le 2 septembre 2000 rapporte une étude de médecins allemands comparant les effets d'un antidépresseur classique et ceux du *Millepertuis* sous la forme homéopathique de l'*Hypericum preforatum*. L'étude faite en double aveugle avec tirage au sort selon les modalités scientifiques actuelles, comprend 324 personnes, patients vus en consultation, pour dépression légère ou modérée. Le traitement (soit Imipramine 75 mg, soit Hypericum ZE 117 à 250 mg) a duré 6 semaines et les patients ont été évalués selon les règles reconnues internationalement. La diminution du score de dépression est la même dans les deux groupes, les effets sur l'anxiété et la tolérance sont meilleurs avec le Millepertuis. Et le journaliste d'un grand quotidien de conclure : « Même si c'est une pierre dans le jardin de l'industrie pharmaceutique, voilà un sérieux manque à gagner. » Même si l'on connaît les limites du Millepertuis, cette publication démontre l'intérêt d'une phytothérapie bien conduite dans des indications précises.

Le livre de notre collègue Étasunien Nortin M. Hadler, *Malades d'inquiétude ?*, va enfin traverser l'Atlantique arrivant en France via le Québec et pourrait réveiller certains collègues et les pouvoirs publics. Il doute, pour les personnes âgées de plus de 70 ans, de l'intérêt du dépistage du cancer du sein et de bien d'autres localisations, considérant que le mieux est d'attendre de vrais signes cliniques pour des résultats sur le long terme qui ne sont pas moins mauvais.

CHAPITRE :

5

LES STRESS DES PERTURBATIONS ENDOCRINIENNES

1 Les stress dus aux perturbations endocriniennes médicamenteuses

• Des xéno-hormones immuno-dépressives et responsables d'anomalies congénitales inquiétantes

Les Xeno (Xenos = étranger)-Hormones sont étrangères à l'organisme humain qui les repère parfaitement.

Tous les perturbateurs endocriniens sont toxiques, à plus ou moins long terme et selon les doses, pour l'organisme. Quand on les cite on pense d'emblée et presque exclusivement aux pollutions industrielles, de l'agriculture, des fleuves et océans.

Pourtant, les perturbateurs endocriniens les plus consommés sont ceux présents dans les pilules et traitements hormonaux de la ménopause prescrits hors de besoins médicaux réels. Les environnementalistes le savent, car ils ont vérifié les pollutions xénohormonales des rivières ou des estuaires des fleuves, liées aux excrétions urinaires des femmes évacuées par les canalisations des égouts des grandes villes.

Notre collègue le Pr Jean Marie Pelt le souligne dans ses nombreux livres sur le sujet. Les poissons mâles comme les poissons femelles sont sexuellement malades ce qui perturbe leur reproduction.

Il faut souligner que de telles pollutions n'étaient pas prévues, pas plus que l'apparition de cancers chez les enfants ayant reçu de leur mère un œstrogène exogène le DiEthylStilbestrol (DES) de 1950[1] jusqu'à 1977 (1970 aux USA), pendant le premier trimestre de la vie intra-utérine.

Des cancers sont maintenant observés et reconnus par la justice jusqu'à la 3e génération après la « consommation pendant le vie embryonnaire » de ce DES. Les petits-enfants des femmes traitées avec le DES sont 40 à 50 fois plus exposés à des anomalies du conduit urinaire, nommée *hypospadias* (*l'orifice urinaire du gland est situé au dessous de celui-ci*). La fréquence des malformations est de 8,2 % chez les garçons issus de grands-mères Distilbène, alors qu'elle est de 0,2 % dans la population générale.

On oublie de dire que toutes les hormones que l'on prescrit aux femmes ne sont pas naturelles, même si leur formule chimique est semblable aux hormones naturelles fabriquées par l'organisme.

L'organisme qui reçoit des hormones exogènes les reconnaît et se trouve perturbé de plusieurs façons : avant la ménopause les hormones exogènes freinent et peuvent stopper la fabrication hormonale normale et après la ménopause l'organisme reçoit des taux hormonaux excessifs, dangereux pour les organes cibles tels que sein, utérus, ovaires…

Autant les hormones naturelles ont des effets positifs sur l'immunité, autant les xéno-hormones quelle que soit

1. – Dès 1938, des expérimentations chez la souris mettent en évidence des malformations sexuelles. Mais le laboratoire UCB Pharma n'en pas tenu compte.

leur origine et selon l'importance de l'apport, ont des effets immunosuppresseurs sur l'organisme en particulier sur les organes cibles que sont les seins, l'utérus, les ovaires, la peau, le foie…

Les stress des contraceptions réduits par l'hormonothérapie inconsciente des pilules qui ne sont pas sans danger

Toute grossesse non désirée représente un stress majeur pour toutes les femmes en âge de fertilité et plus encore quand elles approchent de la ménopause. Les solutions prônées, recommandées, médiatisées ne sont pas mécaniques, alors qu'elles existent avec les préservatifs qui protègent tout autant des grossesses que du passage des germes, bactéries, bacilles, virus du Sida en particulier.

Les fabricants de pilules et des préservatifs s'épaulent mutuellement médiatiquement pour recommander la double sécurité : le préservatif surtout présenté pour prévenir d'une Infection sexuellement transmissible et la pilule comme contraceptif. Les gynécologues vont dans le même sens sans trop réfléchir aux conséquences pour la santé, leur argumentaire principal étant qu'ils évitent ainsi de nombreuses interruptions de grossesse.

Rappelons le prix limite du forfait pour une hospitalisation de moins de 12 heures : une interruption chirurgicale avec anesthésie générale est de 383,32 € et de 257,91 € pour la forme médicamenteuse.

En France, la moyenne de consommation xéno-hormonale par la pilule est de 10 années par vie de femme. Ce que le grand public ne sait pas, en particulier les femmes, c'est que les xéno-hormones empêchent les hormones fabriquées par nos glandes de fonctionner. En effet, l'apport hormonal exogène est nettement supérieur (10 à 100 fois supérieur[2]) à la quantité d'hormones fabriquées naturellement chaque jour et chaque mois par les ovaires. Ainsi, au repos les glandes ne libèrent plus leur taux hormonal normal, les ovaires sont non fonctionnels partiellement ou totalement selon les taux d'hormones apportés.

• *Dès 1986 l'alerte, avec « The Bitter Pill » (la pilule amère) du Dr Ellen Grant*

Notre collègue de Grande-Bretagne, le Dr Ellen Grant qui fut une apôtre inconditionnelle de la contraception hormonale dès sa mise au point, l'affirme preuves scientifiques à l'appui dans ces deux livres *The Bitter Pill* et *Sexual Biochemistry,* ces xéno-hormones augmentent le stress et réduisent directement et indirectement les défenses immunitaires.

Elle en donne de multiples exemples comparant l'état psychologique de la femme sous pilule à l'état physique et nerveux de la période prémenstruelle avec les symptômes suivant : agressivité, difficultés à supporter les petites contrariétés de la vie, pseudo-migraines, prise de poids inquiétantes, jambes lourdes, malaises indéfinissables, petites dépressions passagères… qui se succèdent de mois en mois.

Il faut reconnaître que la contraception chimique a permis aux femmes d'avoir les enfants qu'elles désirent vraiment. Cette possibilité a transformé la vie des femmes en les libérant des grossesses non-désirées – véritables stress s'il en

2. – La pilule oestro-progestative apporte selon les dosages (normodosée ou minidosée) en oestrogènes, 10 à 50 fois la dose physiologique ; en progestérone 10 à 100 fois la dose physiologique.

est – et en évitant nombre d'interruptions de grossesse autrefois pratiquées dans des conditions inhumaines.

Mais, l'expérience aidant, au fur et à mesure de la prescription de la pilule, de sa consommation par des femmes de plus en plus jeunes, on a vu apparaître les complications de ces prescriptions d'hormones qualifiées faussement de « naturelles » pour ne pas affoler les pratiquantes de la contraception hormonale. Jamais il ne leur a été dit quelles doses d'hormones reçoit un organisme sous pilule en comparaison avec les sécrétions hormonales classiques des ovaires. Si elles savaient !

Notre collègue Ellen Grant et tous ceux qui sonnaient l'alerte ont été réduits au silence car délivrant des messages opposés à ceux des publicités des laboratoires, comme j'ai pu le vérifier personnellement en août 1989 dans un congrès international à Londres où était présente notre collègue.

Le premier livre du Dr Ellen Grant traduit en français n'a donné lieu à aucune publicité malgré la préface en 1988 de notre éminent et courageux collègue le Pr Lucien Israël. Même pas la moindre contradiction. Ils risquaient d'alerter les femmes. Nous savons bien qu'un journaliste fameux, médecin de surcroit grand habitué de l'audiovisuel a juré qu'il ne parlerait jamais de nos livres ! Ce n'est pas grave, car comme l'a écrit Teilhard de Chardin, « la vérité scientifique est comme l'eau, elle finit toujours par passer ».

Les intérêts financiers en jeu (des centaines de milliards de dollars) sont trop grands pour que la contraception soit considérée et présentée comme dangereuse. Les labos n'ont de cesse d'en réduire les méfaits et de la présenter comme non seulement sans danger, mais – suprême mensonge – comme bienfaisante pour la Santé de toutes les femmes.

Ces mensonges scientifiques ne tiendront pas longtemps, car les femmes sont de plus en plus écologiques et de plus, toutes ont dans leur entourage une ou plusieurs amies soucieuses ou atteintes d'une maladie bénigne ou maligne du sein. Elles commencent à savoir !

• *Les informations capitales de 1998 et 2005 curieusement jamais relayées par les médias : la pilule est cancérigène !*

Le 1er août 2005, la Ligue Nationale Contre le Cancer publiait à destination des journalistes son bulletin N°126 et à la rubrique « Facteur de Risque » le titre suivant : « Le programme des monographies du Centre International de Recherche sur le Cancer (CIRC) classe les contraceptifs œstroprogestatifs et l'hormonothérapie ménopausique comme cancérogènes » et plus loin… dans la presse « Le CIRC classe les contraceptifs estroprogestatifs et le THS comme cancérogène ».

Cette information, déjà officielle pour le CIRC en 1998, mais non diffusée n'a fait que confirmer ce que je disais depuis les années 80, me basant sur les connaissances scientifiques les plus récentes de l'alchimie hormonale féminine et que j'aie largement développées dans mon livre plusieurs fois re-édité : *Femmes si vous saviez – les hormones de la puberté à la ménopause*. (Éd. F.-X. de Guibert, 2009.)

Curieusement le 3 août 2005, je recevais en vacances un courrier du président de la Ligue Nationale Contre le Cancer m'envoyant la photocopie du bulletin 126 de la Ligue où il ajoutait de sa main, « au Pr Henri Joyeux, tu avais raison bien avant, dont acte ».

Cela n'a pas empêché les laboratoires de lancer dès septembre 2005, dans tous les magazines féminins une campagne d'information affirmant l'inverse avec des arguments mensongers disant exactement l'opposé des réalités scientifiques démontrées. Personne n'a réagit ! La Ligue contre le Cancer qui dispose d'un budget de 30 millions d'€, issu de la générosité publique n'a pas bougé.

Les labos sont très forts en terme de publicité. Ils sont repérés comme les meilleurs experts en communication – quant à leur efficacité – capables de manipuler les journalistes et de leur faire écrire ce qu'ils leur commandent en leur faisant croire que leur information est scientifiquement « pure ».

• *Attention aux informations de la décennie 2010 concernant la pilule qui trompent totalement le grand public et surtout les jeunes*

Elles sont résumées dans un article de l'hebdomadaire *Le Point* publié en France le 16 mars 2011, avec pour titre : « La pilule contraceptive améliore la santé des femmes et pour sous-titre Ses bénéfices sont loin de se limiter au domaine de la contraception », signé pourtant d'une excellente et ancienne journaliste Anne Jeanblanc. Est-elle candide ?

Cette information reprise évidemment par tous les magazines féminins traduit en réalité l'inquiétude des laboratoires qui ont observé une baisse de la consommation chez les femmes avant 40 ans. Ils ciblent désormais les lycéennes et font tout pour que leurs informations soient diffusées dès le collège. La rentabilité maximale, voilà l'objectif numéro « un »[3]. Les jeunes risquent de payer très cher la mise en application de ces pseudo-conseils de santé.

---

3. – Voir l'excellent livre paru en mai 2011 aux éditions Dangles *Médicaments dangereux : à qui la faute ?*, Dr Marc Girard, expert en pharmacovigilance et le site web : www.rolandsimion.org

Voici donc les grands pseudo-avantages programmés et fortement médiatisés que nous citons dans l'ordre de l'article sur les effets santé de la 3e génération de pilule, synthèse du *British Medical Journal* spécialisé dans ce genre de nouvelles, parfaitement soutenu par les laboratoires pharmaceutiques et nos collègues britanniques qui sont leur faire valoir.

- « Le simple fait de voir un médecin régulièrement pour renouveler son ordonnance améliore leur suivi puisque cela donne lieu chaque fois à une consultation et permet de dépister d'éventuels problèmes. » C'est reconnaître implicitement que la Pilule est un médicament dangereux qui mérite une surveillance. La prescription ne dépassant pas 6 mois, cela exige 2 consultations annuelles, par généraliste ou spécialiste. Faire croire qu'à chaque consultation, un examen gynécologique est réalisé est un leurre. Les femmes le savent bien, elles ne sont pas examinées sauf si elles le demandent. Par contre elles payent une consultation ! Ordonnance oblige.

  On ne dit pas que ne sont délivrées sur ordonnance que les pilules de dernière génération, les autres étant distribuées le plus souvent comme échantillons dans les centres de planning ou dans les infirmeries scolaires.

- « La contraception orale diminue les risques de kystes ovariens… » C'est exactement l'inverse, car les pilules de 3e génération étant moins dosées bloquent moins les ovaires qui ne sont mis que partiellement au repos. D'où leur fonctionnement partiel et des ovulations qui n'aboutissent pas, créant ainsi des maturations incomplètes de follicules.

- « La contraception orale diminue les risques de fibromes utérins… » C'est exactement l'inverse puisque l'on sait que les femmes qui développent le plus de fibromes utérins sont celles qui n'ont pas d'enfant manquant de progestérone, car le fibrome se développe d'autant plus que la sécrétion d'œstrogène est importante ou que l'apport en estrogène est fort, ce qui est la cas avec la pilule. La grossesse par la sécrétion massive de progestérone de l'ovaire et du placenta protège ou prévient du fibrome.

- « La contraception orale diminue les risques de cancers de l'ovaire et de l'endomètre… » C'est exactement l'inverse[4] comme nous le démontrons et l'argumentons longuement dans notre livre *Comment enrayer l'Épidémie des cancers du sein et des récidives* dans sa deuxième édition parue en 2010. Le Dr Ellen Grant dans son livre p.147 *The Bitter Pill* annonce l'avenir d'une manière logique : « Le poids de l'évidence, en particulier lorsque les études biochimiques et animales sont prises en compte, tient à ce que l'utilisation d'hormones accroît probablement le risque de maladies ovariennes et d'évolutions malignes. »

Les laboratoires n'hésitent même plus à affirmer l'inverse de la réalité scientifique à savoir que la pilule protègerait, d'une manière générale, du cancer. Le cancer de l'ovaire atteint une femme sur 70, et le cancer du sein, entre une femme sur 9 et une femme sur huit.

Les preuves de l'augmentation des risques de cancer des ovaires et du corps utérin (endomètre) liés aux œstro-progestatifs de la pilule sont passés sous silence.

Avant et autour de la ménopause le THS (œstro-progestatifs) augmente les risques de cancer du sein mais aussi des ovaires et du corps utérin (endomètre).

Dès 1988, Ellen Grant, dans son livre *The Bitter Pill* préfacé en français par le Pr Lucien Israël précisait p.147 : « On tire argument du fait que la pilule arrête l'ovulation

4. – The Center for Disease Control Cancer and Steroïd Hormone study (1983) : *Oral contraceptive use and the risk of ovarian cancer.* JAMA 249, 17, 1596.

et que les ovaires qui ne fonctionnent pas ont moins de chance de développer des kystes ou de devenir malins, mais les deux tiers des nouveaux cas de cancer de l'ovaire se produisent chez des femmes entre 55 et 80 ans, dont les ovaires ont cessé de fonctionner depuis longtemps. »

• ● Les stress d'une grossesse désirée

Le conflit entre médecins spécialistes de la naissance et représentants du peuple – les députés –, est à son maximum sur un tel sujet. Il ne peut qu'aggraver le stress de toute femme enceinte, dont la crainte majeure est d'avoir un enfant porteur d'une anomalie. On peut même ajouter de la moindre anomalie, tellement certains spécialistes et médias, ensemble, ont valorisé une forme d'eugénisme : l'enfant parfait dont toute femme rêve. S'il ne l'est pas, pas de droit à la vie !

En effet la loi de Bioéthique en France stipulerait un droit à l'information des femmes enceintes tel qu'elles auraient systématiquement accès aux examens de biologie médicale et d'imagerie de dépistage de la moindre anomalie en début de grossesse, ce qui ne peut qu'augmenter leur stress.

Les spécialistes les plus sérieux, à juste raison, veulent ajouter à la loi (alinéa 4 de l'article 9) un simple début de phrase : « Lorsque les conditions médicales le nécessitent... »

En effet, proposer un dépistage systématique de trisomie 21 à une femme de 25 ans, ne correspond pas à une situation médicale à risque (1 cas sur 1500 grossesses), contrairement à une femme de 40 ans où il s'agit d'un cas sur 100.

Instituer un dépistage systématique, revient à occulter les complications potentielles et les complications (risques iatrogènes) du Dépistage Prénatal (DPN) qui peuvent conduire à l'arrêt de vie d'embryons normaux, comme nous l'avons vu dans plusieurs cas. Les tests systématiques sont donc inutiles et surtout anxiogènes. C'est au médecin de juger de leur opportunité et non à la loi.

Ce dépistage systématique conduira inéluctablement à l'étude du génome fœtal donc à l'eugénisme du début de grossesse. La pratique *eugénique* se met insensiblement en place. Ces dérives techno-scientifiques sont contraires au droit de l'homme. Elles doivent être prises en compte dans une société de plus en plus anxiogène. Les futures mères n'en ont pas besoin.

Les stress des interruptions involontaires ou volontaires de grossesse

Une fausse couche comme une grossesse non désirée déclenchent un stress majeur chez la femme, qu'elle vive seule ou avec mari / compagnon. D'une manière générale, la grossesse est interrompue légalement quel que soit l'âge de la femme, l'existence ou non d'autres enfants.

En France, on compte chaque année officiellement 220 000 IVG (Interruptions Volontaires de Grossesse), 16 000 chez les moins de 20 ans dont 6000 chez les moins de 18 ans. Le taux d'interruptions de grossesse est stable à Paris et en France depuis une dizaine d'années.

L'interruption précoce d'une 1re grossesse multiplie par 3 ou 4 les risques de cancer du sein. (Scott Somerville de Harvard dans une méga étude à partir de 24 recherches antérieures) (voir notre livre *Prévenir le cancer du sein – Savoir pour relever le défi*. Éd. F.-X. de Guibert, 2001, p.144-146). Une 1re grossesse se terminant en fausse couche augmente aussi légèrement le risque de cancer du Sein.

Les autorités politiques françaises ont allongé de 10 à 12 semaines le délai légal pour recourir à l'avortement. La France a le taux d'avortements (220 000 déclarés par an) le plus élevé d'Europe.

Pour le rapporteur auprès du gouvernement, mon collègue le Pr Nisand, « ce nouveau délai augmentera le nombre des avortements décidés pour des raisons d'eugénisme ». Un journaliste rapportait : « Aux USA, on tolère un délai de 24 semaines, soit 6 mois de grossesse. Un fœtus avorté vivant à la 23e semaine de grossesse a du être réanimé pour appliquer la loi qui impose de réanimer tout être humain à la naissance. »

En Angleterre et aux USA, dès 1980, l'*American Journal of Pathology* démontrait dans une étude qu'un terme précoce mis à une première grossesse interrompt le processus de maturation définitif du tissu de la glande mammaire et empêche la mise en place de ses effets protecteurs laissant des millions de cellules dans un état intermédiaire.

Les données les plus récentes affirment que « l'avortement provoqué doit être inclus dans la liste des facteurs de risque du cancer du sein. Une grande méta-analyse étasunienne reprend tous les travaux (23) menés depuis 1957. Joel Brind et ses collègues de l'Université new-yorkaise de Buruch ont calculé après avoir pris la précaution d'éliminer les facteurs de biais, qu'un avortement provoqué augmentait de 30 % le risque d'avoir un cancer du sein. Cette observation est évaluée indépendamment du nombre d'enfants, de la durée de la gestation, de l'intervalle entre l'interruption volontaire de grossesse et la première grossesse. »

Ainsi, si l'on applique ces données aux USA où le cancer du sein touche une femme sur 8, (contre 1 sur 12 au Royaume-Uni), cela signifie que par année aux 800 000 femmes qui font une IVG pour la première fois, correspondent 24 500 cas excédentaires de cancer du sein.

Pour les auteurs, « l'effet de promotion du cancer du sein associé à l'avortement provoqué résulte de l'augmentation rapide des taux d'estrogène et de progestérone durant le premier trimestre de la grossesse. Un avortement provoqué ne permet pas à ces effets négatifs d'être contrebalancés comme cela se produit au cours d'une grossesse menée à terme. En revanche, les femmes qui ont eu une fausse couche spontanée ne sont pas exposées à une élévation du risque de cancer du sein, car cet événement est généralement du à des taux insuffisants d'hormones. »

Une étude publiée en janvier 1996[5] confirme ces résultats : 6888 femmes de moins de 75 ans ayant un cancer du sein en comparaison avec 9529 femmes témoins – l'IVG provoquée ou spontanée augmente les risques de cancer du sein (avant la légalisation risque de + 35 %, après la légalisation + 12 % : pourquoi cette différence ? Le stress de l'illégalité a-t-il joué un rôle ?)

En août 1996, l'*American Journal of epidemiologie* publie une étude portant sur 1302 femmes atteintes de cancer du sein, interrogées sur leur vie reproductive. Ils observent 20 % de risques de cancer du sein chez les femmes ayant subi l'interruption de grossesse avant la 9e semaine de gestation.

Les auteurs concluent : « Les praticiens doivent informer les femmes qui entreprennent une démarche d'IVG, du risque potentiel qu'elles encourent au regard du risque de cancer du sein. » Ces bonnes intentions n'ont pas donné en 2010 de résultats probants pour faire baisser le nombre des Interruptions volontaires de grossesse en France. Il est même probable que leur nombre va augmenter avec la généralisation progressive de l'interruption médicamenteuse

5. – Newcomb et all. JAMA 1996, vol.275, 4, 283-321.

(30 % en 2007 à Paris), dont on ne connaît pas encore les conséquences pour la Santé de la femme.

Il serait utile de changer d'abord les mentalités sociales qui inconsciemment donnent plus de valeurs à l'interruption de grossesse qu'au *don d'enfant* ou à *l'enfant confié*.

Le concept « d'abandon » devrait être banni de nos langages et pensées, pour être remplacé par le concept « de don ». Il laisserait moins de traces psychologiques chez les femmes ayant subi l'interruption de grossesse d'un enfant normal.

Qu'une mère ne puisse pas assumer tout ce qu'elle souhaiterait pour la vie de son enfant est parfaitement compréhensible. Plutôt que de le faire disparaître, le don de son enfant (normal) doit être facilité, et balisé légalement, en évitant évidemment toute forme de commerce, comme cela se fait dans d'autres pays avec la grossesse pour autrui (GPA).

Les près de 40 000 familles françaises[6] qui souhaitent adopter au moins un enfant ont les pires difficultés pour trouver un enfant adoptable dans leur propre pays, – où 600 grossesses sont stoppées en moyenne chaque jour –, et sont souvent obligées d'aller à l'autre bout du monde chercher un enfant adoptable. L'adoption internationale semble plus facile que l'adoption nationale !

La loi française n'est pas encore adaptée pour faciliter le *don d'enfant* alors que le *don d'embryon* est parfaitement légal même s'il n'est pas encore pratiqué. En réalité, il est inscrit dans la loi dans le but du *don d'embryon sans projet parental*, destiné à la recherche. Le nombre d'accouchements *sous x* en France est dérisoire (500 par an, il était

6. – Fait légalement « famille » en France, 3 états : le mariage entre un homme et une femme, la filiation et l'autorité parentale.

de 10 000 par an en 1970 !) et en diminution régulière, comparé aux nombres des interruptions de grossesses.

Le Conseil national d'accès aux origines personnelles (Cnaop) permet aux gens nés sous x d'avoir accès à leurs origines à leur majorité, si leur mère a accepté la levée du secret de son identité. La proposition *d'accouchement protégé* dans la discrétion, pourrait augmenter leur nombre en protégeant la mère jusqu'aux 18 ans de l'enfant, ce qui donnerait à la mère le temps de se préparer à la rencontre avec celui qu'elle donné ou confié.

Il reste que la Loi française sur l'adoption nationale est encore beaucoup trop rigide et ne prend pas en compte les grandes capacités de générosité des familles adoptantes, dont certaines seraient prêtes à adopter *plénièrement* un ou des enfants en gardant un lien avec la mère ou les parents génétiques et en accord avec eux. L'accord serait donné et légalisé dès la naissance et l'enfant pourrait rentrer en contact avec ses parents génétiques – s'ils le souhaitent, lors de ses 18 ans.

Les stress de la demande de grossesse après cancer du sein

- Pour une femme jeune et nullipare la perspective d'avoir un enfant après les traitements pour cancer du sein est un grand espoir, chargé aussi de stress. Quand est-ce que ce sera possible ? Comment cela se passera ? Quels risques pour l'enfant ? Y a-t-il des risques de récidives liés à cette grossesse ? Pourrais-je allaiter avec le sein qui n'a pas été atteint ?

Une grossesse est formellement déconseillée pendant le temps du traitement du cancer et pendant au moins les 2 premières années qui suivent la fin du traitement.

Elle reste possible, mais ne doit pas être programmée trop tôt après la fin de la chimiothérapie. L'accord du cancérologue est évidemment indispensable. Les risques d'une grossesse trop précoce sont: la mort de l'embryon *in utero*, une malformation congénitale... Les risques mutagènes sont maxima pendant la chimiothérapie et pendant les 12 mois qui suivent. S'il y a récidive du cancer du sein, celle-ci est en général loin de l'accouchement, le délai moyen est de 57 mois. Il est sans rapport avec la grossesse.

Une grossesse, 3 à 4 ans après la fin du traitement pour cancer du sein, n'augmente pas les risques de récidives. Les études de la littérature semblent rassurantes, mais il faut rester très prudent et ne pas pousser une femme à mettre en route une grossesse après avoir été traitée pour cancer du sein.

Nous restons très réservés malgré les publications récentes qui semblent rassurantes, quant à la possibilité d'une grossesse après un cancer du sein.

Nous sommes franchement opposés à toute procréation médicale assistée (PMA), après cancer du sein. Elle nécessite l'utilisation d'une ou plusieurs stimulations hormonales destinées à créer une ou plusieurs ovulations. Nous gardons en mémoire deux cas de jeunes femmes qui ont récidivé gravement à la fin de la grossesse qui leur fut conseillée trop tôt.

- Chez une femme porteuse du gène BRCA 1 ou 2, traitée pour un cancer du sein, ayant subie une mastectomie bilatérale à visée préventive, la demande de grossesse existe aussi. Elle est en totale opposition avec l'ovariectomie bilatérale, destinée à prévenir un cancer ovarien.

Voici la réponse officielle d'une consultation d'oncogénétiqueà une patiente de 35 ans, mère de 2 beaux enfants, traitée pour un cancer du sein, ayant accepté l'ablation des 2 seins, et en désir d'un troisième enfant.

« Concernant les risques de cancer de l'ovaire, en tenant compte à la fois du fait que, selon la patiente, il n'y a pas dans son histoire familiale de cas de cancer des ovaires et deuxièmement qu'il s'agit d'une mutation BRCA 2, la réalisation d'une annexectomie (ablation des 2 ovaires) prophylactique est, à ce jour, considérée comme la seule option valide pour gérer les risques, mais peut être différée entre l'âge de 40-45 ans, sans induire de sur-risques très importants dans l'état actuel des connaissances.

Les risques d'une 3e grossesse sont donc essentiellement liés à l'interaction avec son cancer RH+ (Récepteurs d'Hormones présents). L'existence d'une mutation BRCA 2 n'a pas d'impact significatif sur la prise de décision, néanmoins, il a été explicité auprès de la patiente que la réalisation d'ovariectomie bilatérale était indispensable, mais que l'âge actuellement préconisé est tout à fait compatible, sous réserves d'autres facteurs, avec la réalisation d'une troisième grossesse. »

• • Les stress de l'infertilité et de la Procréation médicalement assistée (PMA)

Le désir d'enfant chez une femme stérile est à la fois très éprouvant et plein d'espérance d'autant plus que les techniques de procréation médicalement assistée sont nombreuses et efficaces dans un assez grand pourcentage de cas.

Il ne faut pas oublier que ces techniques sont toutes stressantes pour la femme et pour le couple, avec la succession des stimulations ovariennes, la nécessité d'aller au laboratoire pour se faire inséminer, par le sperme du mari ou d'un donneur anonyme... plus toutes les vérifications échographiques et les sur-dosages hormonaux qui se succèdent.

La non-réussite de la PMA est surtout liée aux risques de cancer de l'ovaire plus que de cancer du sein.

Les stress de la ménopause et du vieillissement

Dès 2001, les résultats d'une étude prospective confirment le lien entre THM et cancer du sein et des ovaires[7].

L'étude a été menée par des chercheurs de l'*American Cancer Society* sur 211 581 femmes post ménopausées, de 1982 à 1996. Au début de l'étude, aucune d'elles n'avait eu d'antécédents de cancers ou subi une hystérectomie ou une chirurgie ovarienne. En examinant les certificats de décès, les chercheurs ont constaté que 944 femmes sont mortes d'un cancer ovarien et 255 d'entre elles avaient rapporté utiliser un THM au début de l'étude.

« Après étude statistique des résultats, il apparaît que les femmes sous THM pendant au moins 10 ans auraient deux fois plus de risques de décéder d'un cancer ovarien que celles n'y ayant jamais eu recours. Cette augmentation du risque persiste plus de 29 ans après la cessation du traitement. »

Cette étude est la première concluant à un tel risque. La force de cette enquête épidémiologique est la taille de l'échantillon et le fait que les questionnaires aient été remplis alors que ces femmes étaient en parfaite santé.

En 2003, une équipe marseillaise[8] confirme ces liens entre le cancer de l'ovaire et les prises d'hormones à la méno-

---

7. – JAMA. 200; 285: 1460-1465.

8. – Bernard BLANC, Nadège VEJUX, Aubert AGOSTINI. Service de Gynécologie Obstétrique. Hôpital La Conception, 147 Bd Baille, 13005 Marseille, France. *Reproduction humaine et hormones*. 2004, vol. 17, n°3, pp. 239-240.

pause. Le résumé de la publication est clair « L'utilisation d'une œstrogénothérapie en période de ménopause est un facteur de risque de cancer de l'ovaire. Ce risque est proportionnel à la durée du traitement. Le risque de cancer de l'ovaire serait diminué mais non annulé en cas de prise d'un progestatif associé. Ainsi, le THM œstro-progestatif pourrait augmenter le risque de cancer de l'ovaire. »

Comment les mêmes hormones œstroprogestatives pourraient-elles être responsables de cancer du sein, des ovaires et du corps de l'utérus (endomètre) autour ou un peu avant la ménopause – à un moment de la vie de la femme où les seins, les ovaires et l'utérus sont naturellement au repos – et joueraient-elles un rôle protecteur contre les atteintes cancéreuses de ces organes, comme contraceptif sous le prétexte qu'en empêchant les ovulations, elles mettraient les ovaires et l'utérus au repos ?

La seule différence entre THS ou THM et contraception œstroprogestative est le temps nécessaire pour fabriquer un cancer des ovaires, plus rapide logiquement à la ménopause qu'à un moment de la vie de la femme où son corps reçoit des quantités d'hormones nettement plus importantes.

« Moins de pathologies cardiovasculaires et moins de cancers, en particulier du côlon et du rectum. » Là encore, de telles affirmations relatées dans un magazine grand public sont fausses et même à l'inverse de ce qu'est la réalité scientifique. En effet, les risques signalés déjà en l'an 2000 sont toujours aussi présents avec les nouvelles pilules appelées de 3e génération pour faire croire à des pilules désormais non dangereuses. Une contradiction peut être relevée dans l'article du *Point* avec cette phrase et l'information précédente : « le risque de thrombose veineuse reste la seule vraie pierre dans le jardin de cette contraception. »

« La pilule provoque une coagulation de la glaire cervicale qui forme une barrière aux infections génitales. »

Cette information est fausse car bien au contraire la pilule réduit l'immunité générale et locale[9] et ainsi augmente les risques d'Infection Sexuellement Transmissibles.

• *Les autres risques de la pilule*[10]

En plus des jambes lourdes, des prises de poids, des baisses de la libido, des céphalées, migraines, vertiges... on peut relever :

- risques d'hypertension artérielle chez au moins 5 % des utilisatrices ;
- risques d'accidents thrombo-emboliques veineux tels que phlébites multipliés par 3 à 5. Les femmes sous pilules ont 10 fois plus de risques de présenter une embolie pulmonaire que les autres ;
- risques d'accidents artériels multipliés par 3 ou 4 pour les accidents cardiaques (coronaires) ; par 4 à 9 pour les accidents vasculaires cérébraux ;
- risques pour le foie (adénome hépatique).

Quant aux 11 bénéfices, en plus de la contraception, cités dans l'article de la *Revue du Praticien*, un seul est constant et certain : la régularisation des cycles menstruels. Évidemment, puisque ce sont des cycles artificiels !

Nul doute que la vérité finira bien par sortir un jour, comme elle a fini par apparaître avec le Médiator et tous les autres médicaments précédents qui ont fait la « Une » des journaux.

---

9. – Pilule + tabac augmentent les risques de cancer du col de l'utérus.

10. – *Revue du Praticien,* 2000, Tome 50 n°4, p.451-460.

Les stress des pollutions environnementales avec ses principaux contaminants

Elles font partie des inquiétudes existentielles entretenues par les médias et les spécialistes de l'écologie. Les pollueurs sont démasqués.

Les produits sont des pesticides, des matières plastiques, des déchets industriels, de la pollution automobile, des savons, des lessives... la plupart sont des xéno-œstrogènes, donc ont une activité œstrogénique. Ces expositions s'additionnent au fil du temps et aggravent le déséquilibre hormonal.

On distingue :

- l'industrie qui pollue l'atmosphère et les fleuves avec ses déchets ;
- l'agriculture avec ses pesticides retrouvés dans les fruits, les légumes, presque tous les aliments et qui pollue les sols et les nappes phréatiques ;
- les hôpitaux avec les résidus des drogues de chimiothérapie que les malades éliminent aux toilettes ;
- la gent féminine qui élimine les résidus des millions de pilules dans les urines jusque dans les égouts et de là, dans les fleuves où les poissons ne savent plus s'ils sont mâles ou femelles[11]...

---

11. – Les eaux usées contiennent parfois des stéroïdes. Le 17 béta-estradiol de la pilule est partiellement converti en estrone. Ces doses sont faibles, mais s'accumulent avec celles des prises hormonales de la pilule ou du THM. Même faibles, ces doses au long cours ne sont sûrement pas bénéfiques pour les animaux, poissons en particulier – dont les anomalies génitales ont été constatées – mais aussi tant pour les hommes que pour les enfants, filles et garçons, si les eaux de boisson ne sont pas totalement épurées de ces résidus hormonaux.

- les matelots qui polluent les mers et océans de leurs résidus et les tankers – vétustes pétroliers – qui s'échouent et lâchent des millions de litres de pétrole que l'on retrouve sur nos côtes.

Toutes ces pollutions sont plus ou moins toxiques[12], cancérigènes pour l'appareil respiratoire, les organes émonctoires (rein et vessie, colon, rectum, vésicules biliaire...) mais aussi pour les tissus « hormono-dépendants » que sont les seins et la prostate.

- **Le bisphénol A** des matières plastiques et emballages alimentaires qui est un *œstrogéno-mimétique* (d'action 1000 fois inférieure à l'estradiol de la pilule).

- **Les composés perfluorés** (PFC), utilisés pour fabriquer le téflon (Tefal) cancérogène de classe 3 avec ses risques pour le fœtus pendant la grossesse.

- **Les dioxines**, résidus industriels et d'incinération qui se transportent dans l'air surtout présents dans les aliments riches en graisse (poissons, crustacés, produits laitiers, œufs...) responsables à fortes doses du *chloracné* et de malformations fœtales et pour l'exposition chronique, aux cancers du système lymphatique (lymphome, myélome, cancers des poumons et du foie...) et de maladies neurologiques.

- **Les organochlorés** (DDT, hexachlorobenzène...) sont des xéno-estrogènes, appartenant à la famille des perturbateurs endocriniens. Ils ont une activité œstrogénique ou anti-estrogènique par liaison aux récepteurs des œstrogènes. Ils seraient responsables de la diminution de la fertilité masculine et de malformations congénitales chez l'enfant à naître.

---

12. – Voir l'excellent livre de mon collègue le Pr Jean François Narbonne, *Sang pour Sang Toxique*. (Éd. Thierry Souccar, 2010.)

- **Les Parabènes**, utilisés comme biocides empêchant bactéries et champignons de se développer, présents dans les aliments, des produits cosmétiques et pharmaceutiques, augmentent les risques de cancer hormono-dépendant et l'infertilité.
- **Les PCB**[13], appelés aussi **pyralènes**, utilisés comme lubrifiants dans les transformateurs électriques et les condensateurs comme isolants, ils contaminent les cours d'eau, présents dans les aliments riches en graisse, ont des effets cutanés (*chloracné*), œdèmes des paupières, fatigue, augmentation des enzymes du foie (GammaGT, TGO, TGP)…
- **Les phtalates**, présents en grande quantité dans le sang, utilisés surtout dans les plastiques en particulier le PVC, agents fixateurs des cosmétiques, ils sont responsables d'infertilité, de troubles du développement fœtal (testicules non en place à la naissance = cryptorchidie) et diminution de la distance entre l'anus et la zone génitale (anus anteposé).
- **Les retardateurs de flamme bromés**, ils retardent les combustions ou la propagation du feu incorporés dans les circuits électroniques, les mousses et les matériaux de capitonnage des voitures et avions… ils intoxiquent surtout les 2 organes que sont le foie et la thyroïde.
- **L'amiante et la fibre de verre** augmenteraient le risque de cancer du sein en période postménopausique (risque relatif = 1,3).
- **Les hydrocarbures polycycliques aromatiques** du tabagisme et de la pollution : la cotidine, métabolite urinaire de la nicotine est un marqueur du tabagisme responsable d'hyperprolactinémie et donc de galactorrhée chez la femme ou de gynécomastie chez l'homme.

13. – Les PCB (polychlorobiphényles) ont une structure chimique proche de celle des oestrogènes et de l'hormone thyroïdienne T4, la Thyroxine.

- **Les anabolisants du dopage** = trenbolone, zéranol… et la THG = TetraHydroGestrinone. Ce stéroïde a une formule chimique classique mais elle a été modifiée pour le rendre indécelable lors des tests urinaires.
- **Les métaux lourds (on s'inquiète beaucoup avec le mercure présent dans les poissons et fruits de mer)** : ce sont surtout les intoxications massives du type maladie de Minamata (*paresthésies des extrémités des membres, troubles de la parole – dysarthrie – ataxie et perte de vision, décrite en 1959 dans la baie de Minamata au Japon*), chez les grands consommateurs de poissons carnivores (grands thons, espadon, requins, marlins,…). C'est le méthyl-mercure qui est le moins facile à éliminer et donc le plus toxique. Il faut consommer de préférence les petits poissons qui sont en plus les moins chers.

Au total, les xéno-hormones s'ajoutent aux consommations hormonales excessives, à la mauvaise alimentation, au stress pour augmenter à la fois les risques de perturbations ovariennes et mammaires.

Plus de 50 % des femmes de 35 ans ont des follicules dysfonctionnels, donc des kystes ovariens avec des cycles sans ovulation et un manque de progestérone relativement aux excès œstrogéniques.

• *Des études accusent des risques de cancer du sein pour les femmes travaillant à la ferme*

Les antécédents professionnels de 564 femmes atteintes de cancer du sein au centre du Canada[14] montrent que leur risque était multiplié par 2,8 pour celles qui ont travaillé à la ferme un moment de leur vie quand elles

14. – Occupational Histories of Cancer Patients in a Canadian Cancer Treatment Center and the Generated Hypothesis Regarding Breast Cancer and Farming. Brophy et al. Int. J. Occup. Environ. Health 2002 ; 8 : 346-353.

étaient jeunes. L'exposition à des pesticides ou à d'autres composés toxiques de l'agriculture serait en cause.

Cet affolement généralisé est entretenu aussi par certains qui oublient de dire que la plupart des produits toxiques que nous respirons ou mangeons sans le vouloir sont stockés dans notre corps essentiellement au niveau du tissu gras sous la peau (ils sont lipophiles) et que nous pouvons les éliminer par la voie des glandes sudoripares donc par la sueur.

Cela confirme l'importance pour notre santé de faire du sport, n'importe lequel, qui permette de transpirer abondamment pour éliminer cette toxicité au moins deux fois par semaine.

CHAPITRE :

6

LES STRESS DE LA PRÉDICTION, DU DÉPISTAGE, DU DIAGNOSTIC, DES TRAITEMENTS ET DE LA SURVEILLANCE

1 Les angoisses de la médecine prédictive : la prédisposition génétique au cancer du sein dès l'enfance

Quelles surveillances et quels conseils, quelle éthique ?

Dans l'avenir, un enfant garçon ou fille pourra savoir s'il est porteur du gène du cancer du sein, puisque BRCA 1 ou BRCA 2 est porté par le chromosome X, dès la naissance.

Cette *donnée du savoir prédictif de santé* est désormais possible à la demande d'une mère ou d'un père porteur de ce gène, qu'elle ou il, ait développé ou non un cancer du sein préalablement. Une simple prise de sang à la naissance suffit. Cette possibilité que la science propose déjà dans certains pays, n'est pas sans conséquence éthique. En effet, une mère comme un père, connaissant ce risque pour leur enfant, peuvent avoir recours à une fécondation in vitro, suivi d'un diagnostic d'anomalie génétique, avant l'implantation de l'embryon et refuser son implantation s'il est porteur de l'anomalie. C'est le DPI, Diagnostic Pré-Implantatoire qui va refuser la vie à un embryon porteur de risques mais qui ne développera pas nécessairement un cancer du sein, comme sa mère ou son père.

Des chercheurs sans éthique sont prêts à promouvoir ce type de décision et à accepter de faire de la recherche sur cet embryon – *sans projet parental* –, qui aurait pu se développer normalement et ne jamais être atteint par la maladie en suivant des conseils de comportements préventifs de bonne santé.

Évidemment, savoir que l'on a des risques importants de cancer du sein n'est pas sans conséquences sur le psychisme. Si ne persiste que le risque, la nouvelle peut être difficile à gérer, elle est globalement négative. Par contre si cette nouvelle est présentée comme le meilleur moyen de réduire au maximum les risques, elle devient positive. Reste à faire connaître, comprendre et appliquer les attitudes ou comportements de santé qu'exigent ou recommandent une telle prédiction : être porteur d'un des 2 gènes du cancer du sein BRCA 1 ou BRCA 2.

Au-delà de ces conseils, somme toute, pas impossibles à suivre, il peut y avoir, à l'âge adulte, des décisions plus graves à prendre, elles concernent des actes chirurgicaux de mutilation, mammaire ou ovarienne. Il s'agit d'enlever tel organe à risque sous le prétexte qu'il constituerait dans le corps de la femme une sorte bombe à retardement.

Les seins et les ovaires sont en cause. Les premiers sont un des éléments constitutifs de l'esthétique féminine, les seconds de son fonctionnement physiologique. L'âge est évidemment un élément capital des décisions à prendre – le temps avant ou après la ménopause – ainsi que la nulliparité.

Pour penser à un cancer héréditaire plusieurs critères sont présents : la maladie de la mère est précoce avant 40 ans, il existe des antécédents familiaux de cancer du sein, de l'ovaire ou de cancer bilatéral des seins, une association cancer du sein et de l'ovaire chez une même femme et aussi un cancer du sein chez l'homme.

On voit bien dans le tableau ci-dessous que le cancer du sein n'est pas inéluctable chez les femmes porteuses du premier ou du deuxième BRCA.

Risque cumulé de cancer du sein et de l'ovaire jusqu'à l'âge de 50 et 70 ans en fonction du type de mutation BRCA 1 ou 2		
	Cancer du sein	Cancer de l'ovaire
Risque cumulé à 50 ans BRCA 1	38 % (30-45)	13 % (8-18)
Risque cumulé à 70 ans BRCA 1	65 % (51-75)	39 % (22-51)
Risque cumulé à 50 ans BRCA 2	16 % (11-21)	1 % (0-3 %)
Risque cumulé à 70 ans BRCA 2	45 % (33-54)	11 % (4-18)

Les critères pour demander la consultation d'oncogénétique sont évalués par un chiffre. Un score de 1 à 5 permet de justifier la consultation d'oncogénétique : **5 et plus**, la consultation est indispensable, **3 et 4**, la consultation est possible, **2 et moins**, son utilité médicale est faible. (Voir page suivante.)

- BRCA a été identifié dans la famille : score 5 ;
- femme atteinte de moins de 30 ans : score 4 ;
- femme atteinte de 30 à 40 ans : score 3 ;
- femme atteinte de 40 à 50 ans : score 2 ;
- femme atteinte de 50 à 70 ans : score 1 ;
- homme atteint de cancer du sein : score 4 ;
- femme atteinte de cancer de l'ovaire : score 3.

Les stress de la chirurgie mutilante au niveau des seins et des ovaires

La mastectomie bilatérale et l'ovariectomie bilatérale sont les deux « précautions chirurgicales » qui peuvent être présentées légitimement à la patiente.

La mastectomie bilatérale préventive en l'absence de cancer du sein

Cette technique est à l'opposé de toute l'évolution de la chirurgie du cancer du sein qui est devenue au maximum conservatrice. Son efficacité sur la survie n'est pas démontrée de manière absolue[1] : « Les 90 % de réduction de la survenue du cancer du sein – par cette chirurgie – dans la cohorte de 621 personnes opérées n'avait en fait sauvé la vie qu'à 18 d'entre elles. »

Ce n'est pas si mal, mais cela veut dire que la sélection des patientes pour subir de tels actes n'est pas encore au point. À quelles patientes doit-on recommander des mutilations pareilles ? Difficile pour le moment de donner une réponse objective.

1. – L. Hartmann et al. « Prophylactic mastectomy, The price of fear. » *New England Journal of Medecine*, 1999 ; 340 : 77-84.

Les alternatives médicamenteuses seront, si elles viennent, beaucoup moins traumatisantes, car on peut imaginer une neutralisation de l'effet du « gène toxique ». Les recherches dans ce sens aboutiront certainement. Elles doivent être réalisées et réussies d'abord sur des modèles animaux et non pas sur un « matériel humain ».

Aujourd'hui en 2011, ce sont les mastectomies bilatérales qui sont surtout réalisées. Faut-il parler de décision partagée avec la patiente ? C'est souvent ce que réclament les spécialistes de la psychologie. Ils ont raison pour les personnes qui le souhaitent et le peuvent, mais ce ne sont pas 100 % des patientes.

Il faut savoir s'adapter à la demande de la patiente, à ses angoisses bien compréhensibles et ne pas oublier que notre rôle est de dire notre intime conviction pour l'intérêt de la patiente – au vu de la science actuelle – et que les conséquences chirurgicales du *sacrifice corporel* ne seront en aucun cas partagées.

Remarquons qu'une telle décision est souvent prise suite à l'atteinte par le cancer du sein d'une personne proche amie, sœur, maman...

Le recul est désormais suffisant pour connaître les regrets et la satisfaction des personnes concernées. Dans la publication de l'Inca de 2009 sur le thème « Chirurgie prophylactique des cancers avec prédisposition génétique », l'étude de PL. Borgen compte 5 % de regrets.

L'analyse faite par M. Frost « pour 370 femmes contactées par la presse grand public et ayant souhaité être opérées pour un motif prophylactique, témoigne d'une stabilité de ce jugement puisqu'il se maintient plus de 15 ans après l'intervention : 67 % d'entre elles prendraient la même décision (18 % ne le referaient pas et 15 % hésiteraient). Parmi les trois raisons principales données pour justifier leur choix, l'influence du médecin est classé comme raison principale par 20 % d'entre elles (mais ce facteur est alors corrélé au score d'insatisfaction qu'il aggrave), comme deuxième raison par 22 % et au total cité par 72 %. Le motif de l'anxiété par rapport à la maladie n'étant mentionné que par 22 % des personnes et dans la moitié de ces cas en troisième position. Le recours à la chirurgie de reconstruction était dans 90 % immédiat et par implants. On peut noter que les 4 % qui n'ont pas eu de reconstruction constituent le seul sous-groupe à se déclarer à 100 % satisfait ; pour les autres techniques, environ 20 % des personnes sont insatisfaites des suites. »

L'étude rétrospective canadienne de KA. Metcalfe réalisée auprès de 60 femmes ayant subi une mastectomie bilatérale en moyenne 5 ans auparavant (et dont seulement 21,5 % étaient porteuses d'une mutation génétique BRCA 1/2 identifiée), rapporte que 80 % d'entre elles sont très satisfaites de leur décision, 17 % satisfaites et 98,3 % le recommanderaient à une amie dans la même situation.

Toutes ces informations sont utiles à connaître pour réduire le stress de toutes les femmes ou familles concernées et les aider à choisir.

• *La mastectomie controlatérale préventive après cancer d'un premier sein*

Aux États-Unis, le recours à la mastectomie controlatérale prophylactique chez les femmes porteuses d'un des deux gènes BRCA 1 ou 2, et traitées pour une atteinte cancéreuse d'un de leur sein, ces dernières années est plus fréquent, il a presque triplé (moins de 2 % en 1998 versus 7,7 % en 2003). La fréquence des regrets reste très faible.

L'étude de M. Frost rapportée par l'Inca en 2009 montre que les répercussions négatives sur la vie sexuelle (23 % des réponses) sont le seul facteur corrélé à l'affirmation qu'elles ne referaient pas, après coup, le même choix. Deux études prospectives, confortent ce constat d'une préférence par des patientes porteuses d'une prédisposition génétique BRCA 1/2, de l'implication du médecin dans la décision.

• *Les résultats de la reconstruction mammaire uni ou bilatérale*

Ils sont essentiels à prendre compte pour reconstruire une identité et l'estime de soi, souvent cassée ou entamée par les traitements depuis l'alopécie jusqu'aux gestes mutilants. Nombre de patientes demandent à voir par photographie les résultats des techniques qui leur sont proposées pour faire leur choix en connaissance de cause. La qualité plastique du modelage mammaire, la discrétion des cicatrices sont des critères essentiels.

Les évaluations rapportent des scores de satisfaction de 74 % pour le galbe, 76 % pour la taille, 80 % pour la consistance, 89 % pour les cicatrices, 67 % pour la symétrie et 83 % pour les attentes initiales.

La plupart des travaux rétrospectifs rapportent une assez bonne acceptation des changements corporels résultants de cette chirurgie. Dans l'étude de Frost déjà citée 16 % jugent leur apparence comme améliorée, 58 % sans changements.

Dans l'étude de I. Van Oostrom cinq ans après l'intervention, environ 25 % des femmes rapportent ne plus se déshabiller devant leur compagnon, se sentir honteuses de leur corps avec une évolution qui a tendance à se dégrader avec le temps.

• *L'ovariectomie bilatérale préventive*

Elle peut être indiquée chez les femmes porteuses des gènes BRCA 1 et 2 et aussi chez celles développant le syndrome de Lynch/HNPCC[2]. En général, elle est proposée quand la famille est terminée, qu'il n'y a plus de désir d'enfant et quand la femme est proche de la ménopause.

Évidemment, l'ensemble des conséquences métaboliques, ménopause artificielle, enjeu d'une hormonothérapie éventuelle de substitution avant la ménopause doivent être clairement et longuement expliquées à la patiente.

Une étude rétrospective a été réalisée par entretien téléphonique, auprès de 60 femmes ayant ou non fait le choix de l'ovariectomie bilatérale (30 personnes selon chaque option), du fait d'un risque familial dont seulement 2 dans chaque groupe sont porteuses d'un gène BRCA. Très peu de femmes regrettent leur décision même si dans le groupe « surveillance médicale », certaines sont un peu plus indécises.

Évidemment, celles qui acceptent cette mutilation ont plus d'antécédents familiaux de cancers. L'étude rétrospective de B. Meiser publiée en 2000 rapportée dans le document de l'Inca souligne surtout que la décision d'une hormonothérapie substitutive reste une forte interrogation car les femmes savent de plus en plus que le cancer du sein est hormonodépendant, et que le Traitement Hormonal Substitutif (THS) de la ménopause a été responsable de nombreux cas de cancer du sein autour de la ménopause (+30 %) chez des femmes indemnes des gènes du cancer du sein.

2. – Le syndrome HNPCC (Hereditary Non Polyposis Colorectal Cancer) ou syndrome de Lynch est une prédisposition héréditaire aux cancers familiaux du colon (sans polypose), du rectum et de l'utérus. En France, le cancer colorectal est en constante augmentation avec plus de 36 000 nouveaux cas chaque année, dont 750 (2 %) sont dus au syndrome HNPCC/Lynch. Dans ce dernier cas, il arrive fréquemment que plusieurs membres d'une même famille développent d'autres cancers avant l'âge de 50 ans.

2 Les angoisses du dépistage du cancer du sein

Face au fléau social que constitue le cancer du sein, les autorités de santé sont obsédées par le dépistage et ne savent pas distinguer entre les femmes à risque réel, celles à risque intermédiaire et celles qui ne courent aucun risque. Ainsi toutes les femmes se sentent concernées, plus ou moins harcelées par des courriers successifs les incitant fortement à réaliser les classiques mammographies. Certaines après un premier examen, n'en veulent plus car elles n'apprécient pas la compression mammaire réalisée à cette occasion. Elles sont en carence d'explications solides.

• Toutes les femmes ne sont pas à risque

C'est pour aider les femmes qui ont vraiment besoin de ce dépistage que nous avons publié le questionnaire à la fin de ce livre en donnant un score approximatif à chacun des facteurs de risques connus, selon à la fois notre expérience et les données scientifiques démontrées.

Le dépistage en lui même est anxiogène. Certaines femmes vont de mammographie en mammographie, ne recevant aucun conseil de prévention et finissent pas déclarer un cancer du sein, moins d'un an après une dernière mammographie. Elles mettent alors en cause l'irradiation accumulée par les mammographies. Nous analysons cette accumulation qui n'est pas sans danger dans notre livre publié en 2010, dans sa deuxième édition avec le Dr Bérengère Arnal « Comment enrayer l'Épidémie des cancers du sein et des récidives ».

Les excès de radiographies et de mammographies de la cancérophobie

Pour beaucoup de spécialistes des rayonnements, les risques seraient nuls. Le Pr M. Tubiana « estime que les risques des examens radiologiques sont probablement nuls chez l'adulte[3]. » Pour les très faibles doses, inférieures à 10 mSv, les lésions seraient éliminées par la disparition des cellules. Pour les doses plus élevées, les systèmes de réparation de l'ADN sont activés et le nombre de ces réparations augmente en fonction de la dose et du débit de la dose. Il existe des mutations provoquées par les rayonnements qui peuvent être responsables de cancers et ces mutations peuvent devenir héréditaires c'est-à-dire peuvent se transmettre.

Une étude[4] a analysé 1600 femmes sélectionnées dans une cohorte internationale de femmes porteuses du gène BRCA 1 ou 2, interrogées sur les radiographies pulmonaires subies avant 20 ans, ou après. Chez toutes ces femmes, la faible exposition due au rayonnement X des clichés pulmonaires a augmenté le risque de cancer mammaire de 54 % par rapport à celles qui n'avaient jamais été radiographiées. L'âge de l'irradiation joue également son rôle. En effet, quand les clichés ont été réalisés avant 20 ans, le risque d'apparition d'un cancer du sein avant 40 ans est multiplié par 2,5. Le sein « jeune » est moins protégé que le sein de la femme adulte, qui en plus à été soumis à la galactogénèse après l'accouchement.

---

3. – Il oublie l'importante étude cas-contrôle de 1958 en Angleterre qui montrait définitivement que les radios sur l'abdomen des femmes enceintes augmentaient de 50 % les risques de leucémies chez l'enfant…

4. – *Journal of Clinical Oncology* du 26 juin 2006, l'équipe de Nadine Andrieu de l'Inserm.

Les suites de catastrophes nucléaires et les risques de cancer du sein

Après Hiroshima et Nagasaki, seule l'irradiation est en cause. En dehors des femmes ayant subi l'irradiation entre 11 et 19 ans dont les risques de cancer du sein sont élevés, les femmes âgées de plus de 19 ans au moment de l'irradiation n'ont pas eu de risques supplémentaires de cancer du sein. Cela prouve bien, que la glande mammaire n'a pas terminé sa formation, avant 19 ans... sauf si une grossesse menée à terme a déjà eu lieu.

Attendons les résultats de la catastrophe de Fukushima pour en savoir plus en ce domaine.

Les femmes jeunes ayant subi une radiothérapie du thorax pour cancer (lymphome, thymome malin, cancer pulmonaire guéris) ou pour les suites d'une maladie de Hodgkin, devraient être informées de la nécessité de pratiquer un dépistage rapproché et régulier du cancer du sein, du fait d'une augmentation du risque.

Ce ne sont pas les mammographies qu'il faut systématiquement pratiquer pour la surveillance, mais l'échographie et l'IRM qui n'irradient pas les glandes mammaires.

Des microcalcifications sur la mammographie : quelles inquiétudes ?

Ce ne sont pas les microcalcifications qui sont cancéreuses mais les cellules qui les entourent. La calcification est un mélange dur comme la pierre des minéraux les plus abondants du corps : calcium et phosphore. Une « nanobactérie » serait en cause... Au cours du vieillissement, normal ou prématuré, l'altération se porte sur les artères, la peau… et favorise l'apparition de cancers : sein et prostate en particulier. Le cancer correspond à une forme de vieillissement des glandes.

La calcification est toxique provoquant une micro-inflammation locale qui peut être à l'origine d'une multiplication cellulaire focalisée. Les microcalcifications dans le sein doivent être suivies. On observe différents stades : 1, 2, sont considérés comme bénins, les stades 3 et 4 comme suspects. Les techniques pour enlever les microcalcifications sont actuellement standardisées dans les centres anti-cancéreux. Un appareil spécialisé permet de repérer la place exacte des microcalcifications dans le sein (stéréotaxie) et sous anesthésie locale les enlève afin qu'elles soient envoyées à l'analyse au microscope pour savoir s'il s'agit ou non de lésions cancéreuses.

Les risques liés à la prothèse mammaire

Des inquiétudes ont été diffusées dans la grande presse du fait de l'implantation de certaines prothèses, corps étranger déterminant des réactions immunologiques locales négatives. En effet la FDA étasunienne a annoncé fin 2010, une possible association entre les implants mammaires remplis soit de gel de silicone soit de solution saline et un cancer très rare, *le lymphome anaplasique à petite cellules*. Ce sont 60 cas survenus dans le monde entier, dont 34 chez des femmes porteuses d'implant, qui ont été à l'origine de l'alerte. Les symptômes sont des douleurs dans la zone mammaire, une grosseur asymétrique, une collection liquidienne autour de la prothèse (nommée *sérome*). Une inquiétude de plus nécessitant la surveillance clinique et échographique de la prothèse.

3 Les angoisses de l'annonce du diagnostic de cancer du sein

D'après les statistiques, un malade atteint de cancer sur 6 développerait un état dépressif et les troubles de l'humeur seraient présents chez un tiers des patients. Curieusement, il n'y a pas de différence entre les taux de dépression et de troubles anxieux entre les services de cancérologie et les centres de soins palliatifs. (*The Lancet Oncology*, janvier 2011). La présence de la dépression peut réduire l'observance aux traitements nécessaires, prolonger le séjour hospitalier ou conduire à refuser les soins pour se tourner vers des médecines alternatives dangereuses menées par des gourous incompétents.

Recevoir l'annonce d'un cancer est tellement choquant et lourd pour la malade, qu'ont été mis au point des lieux et moments d'annonce. Cela ne réduit pas pour autant l'angoisse qui surgit. La réaction dépend évidemment de la personnalité de chacun. Cela peut aller de l'anéantissement à la décision de se battre courageusement face au mal toujours synonyme de « mort » pour la plupart des personnes.

Une patiente anxieuse suite au diagnostic de cancer du sein, à laquelle je demandais si elle rêvait, me confiait son dernier cauchemar : « Ma petite fille venait me voir au cimetière et j'angoissais parce que je ne pouvais lui parler... ».

De nombreuses questions se posent alors : vais-je guérir, combien de mois durent les traitements, qui doit le savoir et que dire à la famille, aux amis ? Autant de questions qui ont des répercussions sur le stress.

Tristesse, angoisse sont souvent en concurrence avec la résistance et le courage. L'image de soi en prend un coup. Un psychologue peut devenir nécessaire pour exprimer ses angoisses les plus profondes. Il est d'ailleurs proposé à la patiente, au moins dans les Centres de Lutte contre le Cancer dans toute l'Europe.

L'idée d'être atteinte du cancer se construit lentement en même temps que l'énergie pour combattre le mal. Le danger est de se laisser emporter par le stress au lieu de l'exprimer. La dépression apparaît plus ou moins lentement, exigeant de la part de l'entourage compréhension et attention affectueuse.

Cet état plus ou moins latent va s'aggraver souvent quand commencent les traitements.

4 • Les angoisses des effets secondaires des traitements contre le cancer du sein

- **La chute des cheveux jusqu'à l'alopécie**, la succession des prises de sang, la fatigue générale induite par les séquences de chimiothérapie aggravent la situation psychologique de la patiente. Les anxiolytiques chimiques ou phytothérapiques peuvent être nécessaire car le soutien psychologique ne suffit plus.

- **Les séquelles corporelles après la chirurgie**, qui enlève tout ou partie du sein, sont source de désarroi psychologique, de difficultés relationnelles – surtout du cercle affectif naturel –, sexuelles (prise en compte des séquelles tardives) et les répercussions de la ménopause précoce plus ou moins définitive en cas de suppression chirurgicale ou chimique des ovaires.

- **Les brûlures de la radiothérapie** ne sont pratiquement plus observées, mais persistent de rares cas de gros bras, nettement moins volumineux qu'autrefois

– on l'appelait *éléphantiasis* –, mais encore souvent craints par les patientes.

Ce gros bras doit être expliqué, car il est observé chez 2 femmes sur 10 traitées pour cancer du sein. Il est lié à une mauvaise circulation lymphatique, par difficultés de passage de la lymphe au niveau de l'aisselle, où des ganglions lymphatiques ont été enlevés et où l'irradiation a été ciblée pour éviter une récidive. À ce gros bras inesthétique, lourd et gênant s'ajoute assez souvent l'irritation-inflammation sous forme d'*érysipèle* nécessitant la consommation prolongée d'antibiotiques.

On oublie souvent de prescrire les traitements cosmétiques, plantes aromatiques qui ont fait leur preuve depuis des millénaires. L'huile essentielle de Niaouli et bien d'autres huiles végétales prescrites par mon excellente collègue le Dr Anne Marie Giraud à Aix-en-Provence est d'une extrême efficacité pendant la radiothérapie. Elle a créé l'Association *Ravintsara*, nom qui signifie « arbre à bonnes feuilles » issu de deux mots malgaches : *Ravin* qui veut dire feuille et *Tsara* qui veut dire bonne. Nous avons accepté d'être membre de son Conseil scientifique.

Je recommande aussi sur ce sujet l'excellent livre de Dominique Baudoux, pharmacien et leader international de l'aromathérapie scientifique : *Pour une cosmétique intelligente – Huiles essentielles et végétales.* (Éd. Amyris, 2010.)

Les changements corporels doivent être intégrés pour éviter la dévalorisation corporelle, préparer l'avenir en particulier la reconstruction. La rencontre du chirurgien avec le partenaire peut être utile mais ne peut se faire sans l'accord de la patiente. Dans tous les cas et aux différentes étapes thérapeutiques, le soutien psychologique peut être utile, permettant à la patiente d'exprimer ses craintes et ses espérances.

5 • Les angoisses de la surveillance après les traitements : la peur de la récidive

Cette peur est rarement absente dans les suites des traitements. Les études scientifiques les plus sérieuses ont bien montré que ces risques persistent longtemps, pratiquement jusqu'à la 27e année après les premiers traitements. Ils peuvent atteindre le même sein ou le sein controlatéral.

Rares sont les cancérologues qui donnent des conseils de prévention (ils ne se posent pas de question quant aux causes pour chaque cas), en dehors des médicaments des protocoles de consensus, souvent plus dictés par les laboratoires pharmaceutiques que par les réalités de chaque patiente.

Ces thérapeutiques sont prescrites systématiquement aux femmes pour 5 ans et pas plus avec les anti-œstrogènes[5], car au delà des 5 ans, il y a des risques de cancer de l'intérieur de l'utérus (endomètre).

Une surveillance annuelle de l'utérus par échographie s'impose ajoutant de l'angoisse à la surveillance des seins. Ces prescriptions sont moins fréquentes qu'il y a 10 ou 20 ans, mieux ciblées vers les femmes ayant des récepteurs hormonaux présents dans le tissu tumoral. Cela n'empêche pas de voir des récidives malgré ces traitements. Et les femmes qui refusent ces traitements sont culpabilisées ou terrorisées car on leur promet la récidive inéluctable !

Ces limitations ont été remplacées par les anti-aromatases (Arimidex, Fémara, Aromasine) qui remplacent de plus en

5. – Nolvadex, Tamoxifène, Tamofène... Avec ces antioestrogènes on pourrait observer une réduction du risque de décès chez les femmes atteintes de cancer du poumon. Le taux de survie à 5 ans est en général inférieur à 16 %, car en post ménopause le THS augmente de 60 % les risques de cancer pulmonaire (étude randomisée). Cancer, janvier 2011.

plus les anti-estrogènes. Ces anti-enzymes ne sont pas sans poser problème, avec des douleurs articulaires souvent difficilement supportables.

Ils sont indiqués surtout chez des femmes ayant surpoids ou obésité. Évidemment les laboratoires ne donneront pas de conseils nutritionnels qui n'apportent rien à leur chiffre d'affaire. Aucune étude pour le moment n'a permis de démontrer que ces anti-aromatases réduisaient plus les risques de récidives que les changements des habitudes alimentaires.

6 La chirurgie de l'obésité peut être utile pour réduire les risques de cancer du sein, quand les réductions alimentaires ne suffisent pas

L'obésité, nous l'avons vu, est associée à de nombreuses localisations cancéreuses (sein, prostate, côlon rectum, endomètre, rein); la réduction de poids apportée par la chirurgie de l'obésité dite bariatrique met-elle à l'abri de ces risques de cancer ?

« Des auteurs suédois (M.P. Östlund et coll. : Risk of obesity-related cancer after obesity surgery in a population-based cohort study. *Journal Annals of Surgery.* 2010 ; 252 : 972-975.) ont exploité un vaste registre national qui a permis de comparer les opérés avec des sujets de même âge et sexe pour chaque année calendaire dans la population générale. Tous les adultes ayant subi sur l'ensemble de la Suède entre 1980 et 2006 une intervention pour obésité (cerclage, gastroplastie ou court-circuit) ont été inclus, les indications étant un indice de masse corporelle (IMC) ≥ 40 ou ≥ 35 avec des pathologies associées. La confrontation des cas opérés avec les dossiers du registre national du cancer a permis une évaluation précise, les malades ayant été suivis jusqu'à la fin de l'enquête (31/12/2006) ou à la survenue d'un autre évènement : apparition d'un cancer, émigration, ou décès. On a distingué 3 périodes : les 2e, 3e et 4e années après la chirurgie (P1) (les cancers éventuels dans la 1re année ont été exclus à cause de possibles biais), de la 5e à la 10e année (P2) et les suivantes (P3). »

Résultats : « Sur les 13 123 obèses opérés au cours de la période, on a observé 296 nouveaux cas de cancer (2,25 %), surtout chez les sujets les plus âgés et avec le recul le plus long. Ce taux ne paraît ni minoré ni majoré par rapport au risque attendu dans la population générale.

Si on entre davantage dans le détail, on constate une diminution de l'incidence du cancer du sein (risque diminué de presque 50 %), et du cancer de la prostate (plutôt en P2 – P3) ; mais le cancer de l'endomètre est en revanche 2 fois plus fréquent chez les opérées, tandis que l'incidence du cancer du rein est triplée (et même presque quintuplée chez les obèses opérés avant 40 ans, voire décuplée au cours de la période calendaire 2000-2006). Celle du cancer colorectal augmente et double même après 10 ans (P3), notamment chez les sujets jeunes (moins de 40 ans) ; c'est la seule pour laquelle l'influence du temps est flagrante. Ni le type de l'intervention pratiquée, ni leur nombre n'influent sur le risque de cancer. »

CHAPITRE :

7

LA GESTION DU OU DES STRESS

Voilà un challenge bien difficile à atteindre sans l'aide précieuse des spécialistes et des chercheurs. Chaque fois qu'elle sera possible, ce sera dans le but de protéger la patiente de ce cancer du sein qu'elle craint tant, ou si elle a été atteinte pour éviter la récidive.

1 • Les recherches orientées vers la compréhension des mécanismes biologiques du stress

Régulièrement de nouvelles pistes thérapeutiques apparaissent. Une des dernières a fait la une des journaux spécialisés : « Une clé de la dépression découverte dans l'hippocampe ». La dépression majeure affecte presque 16 % de la population à un moment de la vie, et 6 à 7 % sont atteints d'une forme grave de la maladie. Si à ce jour une grande proportion de patients répond favorablement aux traitements, un petit nombre de malades ne réagit pas aux antidépresseurs. Dans les formes graves qui traînent des thérapeutiques plus lourdes sont proposées : électrochoc ou sismothérapie et stimulation cérébrale qui sont à l'essai.

À ce jour, on ignore encore quels sont les mécanismes cellulaires et moléculaires de cette maladie. L'essentiel se passerait dans les régions de l'hippocampe (zone du cerveau qui ressemble à la coupe à un cheval marin), considérée comme la zone majeure de la mémoire.

Pour le Pr Ronald Duman, professeur de psychiatrie et de pharmacologie de l'université de Yale, à New Haven, les rats soumis à des stress chroniques imprévisibles sont amenés à avoir des comportements dépressifs provoqués par une augmentation d'une enzyme spécifique (MPK-1= Mitogen Activated Protein Kinase).

L'expression de cette enzyme est plus que doublée dans l'hippocampe des cerveaux des personnes dépressives (21 cas), comparativement à des témoins normaux (18 cas), tous étudiées en *post-mortem*. Il reste à trouver le blocage pharmacologique pour neutraliser l'expression de cette enzyme. Une cible thérapeutique prometteuse.

Pour des chercheurs de l'Université Cornell et de l'hôpital Presbyterian à New-York, la thérapie génique pourrait être une solution pour les dépressions graves ne répondant à aucun traitement chimique. Chez la souris, l'injection d'un gène activant une protéine « p11 » dans un noyau spécial du cerveau (l'*accumbens*) éliminerait les symptômes dépressifs. Curieusement les cerveaux des sujets dépressifs graves, étudiés post-mortem, ont des taux de protéines p11 très bas. Depuis quelques années, les spécialistes soupçonnent le noyau cérébral « accumbens » d'être impliqué dans la dépression.

Attention cependant de ne pas croire que l'on ne peut rien faire contre ces dépressions graves et que la seule réponse serait d'ordre génétique. Les idéologies psychiatriques évoluent à la lumière des découvertes biologiques, elles ne rejettent pas l'abord psychothérapeutique, mais le complètent.

2 ● La personnalité de la patiente plus ou moins naturellement inquiète : quelques conseils de spécialistes

Tout est possible en matière de caractères et de capacités à se gérer soi-même. Un traité de psychologie ou de caractérologie n'y suffirait pas. De même pour les thérapies personnalisées, en groupe, la psychanalyse, l'hypnose... avec leurs nombreux spécialistes qui fonctionnent chacun à leur manière.

Apprendre à éviter ou neutraliser le stress n'est pas une mince affaire. La raisonnement ne suffit pas, car les personnes affirment très simplement « c'est plus fort que moi ».

N'ayant aucune compétence particulière dans le vaste domaine de la psychothérapie, je me contenterai de citer 5 livres qui peuvent aider, selon les cas, les personnalités fragiles.

Comme vous pourrez le vérifier, il n'y a pas de recette qui fonctionne à cent pour cent. De la même façon qu'il faut parfois rencontrer 3 psychiatres ou psychologues pour trouver celui qui convient, ces livres, nous l'espérons, pourront vous aider que vous soyez patiente ou en crainte de le devenir, à surmonter les angoisses, à les évacuer, dans tous les cas à les mieux gérer.

- *Revivre,* **de mon ami Guy Corneau** (Éd. de l'Homme, 2010), que je recommande à toutes mes patientes inquiètes. Il raconte avec beaucoup de pudeur et de vérité sa maladie, un lymphome grave, avec tous les traitements classiques, lourds et stressants et les nombreux accompagnements qu'il a suivis. La psycho-neuro-immunologie, l'énergie psychique, l'inquiétude mortelle, la boule d'angoisse, la rencontre avec soi-même, les émotions d'autoguérison, la visualisation et l'imagerie mentale avec ses affects positifs ou négatifs, la peste émotionnelle, le cancer maladie du style de vie… « La souffrance peut avoir un sens et ce sens aide à vivre assurément… »

- ***La maladie a-t-elle un sens?* de mon excellent collègue Thierry Janssen** (Éd. Fayard, 2008), dont tous les patients atteints de maladie grave ont besoin pour tenter d'éclairer le ou les pourquoi de leur maladie. À travers de multiples exemples vécus en consultation chacun peut retrouver une partie de son trajet de vie, ce qui peut l'aider à mieux se battre contre le mal, à mieux supporter les traitements lourds.

- ***Imparfaits, libres et heureux – Pratiques de l'estime de soi,* du Dr Christophe André** (Éd. Odile Jacob poches, 2009) est indispensable aux personnes qui n'ont pas confiance en elle, fragiles, angoissées, en tension intérieure permanente, dont l'ennemi intime est en elles-mêmes… avec impulsions suicidaires. Comment ne pas se laisser embarquer par ses peurs ?… Notre collègue est un des rares psychiatres qui affirme « La maladie révèle l'importance du bonheur ».

Nous le citons à la fin de notre livre *Guérir enfin du cancer* (Éd. du Rocher, 2010). « La maladie peut-elle conduire au bonheur ? Nous avons posé cette question, volontairement provocatrice, au psychiatre Christophe André. Selon lui, dans les périodes de grande adversité, la question du bonheur peut paraître écrasante ; nul besoin de " s'acharner à être heureux ". Mais cela n'empêche pas de se poser des questions sur ses choix de vie… et de garder le bonheur en ligne de mire. Christophe André explique comment, selon lui, la question du bonheur se pose lorsque l'on traverse l'épreuve de la maladie, entre la nécessité de se concentrer sur la survie, et celle de ne pas perdre de vue la possibilité d'être heureux. »

- *EMDR – Une révolution thérapeutique,* **de Jacques Roques** (Éd. DDB, 2004). Cette méthode qui vient des USA est nommée Eye Movement Desentisitization and Reprocessing que l'on peut traduire par « Désensibilisation et retraitement par les mouvements oculaires ». Le psychanalyste languedocien explique dans le détail la technique et l'intérêt de cette méthode étonnante, découverte en 1987 par une étasunienne Francine Shapiro pour mieux surmonter l'angoisse, le stress et les traumatismes.

- *Un merveilleux malheur,* **de Boris Cyrulnik** (Éd. Odile Jacob, 2000) qui explique parfaitement les ressources insoupçonnées qui nous rendent capables de surmonter les pires épreuves.

Toutes ces approches psychothérapeutiques flirtent avec la spiritualité qui ne dit pas son nom, mais dont on perçoit bien les stigmates de notre civilisation judéo-chrétienne chez tous les auteurs. Les patientes y trouveront le chemin de leur mieux être, mais elles doivent savoir que cela ne les empêchera pas d'avoir des moments difficiles qu'il faudra chaque fois surmonter.

Dans notre expérience des patients gravement atteints, on observe très souvent de forts besoins spirituels qui peuvent s'exprimer de multiples façons.

3 • Un programme de support psycho-social chez les femmes atteintes de cancer du sein

Dans une étude[1], les auteurs ont évalué l'efficacité de l'intervention en groupe sur les processus altérés de la régulation émotionnelle.

1. – L.D. Cameron et al. *Psycho-oncology.* 2006 Jul 20.

Trois groupes de femmes ont été étudiés : le premier (N=54) a suivi une intervention de groupe pendant 12 semaines, le deuxième (N=56) a refusé l'intervention en groupe et le troisième (N=44) à qui l'intervention n'a pas été proposée.

L'intervention consistait en un apprentissage des techniques de la relaxation, imagerie guidée, méditation, expression émotionnelle et des exercices pour contrôler les croyances et les bénéfices/faits. Les processus de régulation émotionnels ont été évalués à la fin de l'intervention (après 4 mois), et après 6 et 12 mois. À la fin de l'intervention, les participantes, par rapport aux autres, rapportaient une utilisation plus importante des techniques de relaxation, un bien-être émotionnel, un meilleur contrôle et une diminution de l'inquiétude, de l'anxiété et de la perception du risque de la récurrence.

Les groupes de parole sont certainement utiles pour les femmes qui le souhaitent, mais il ne faut pas les pousser ou leur présenter ces techniques psycho-sociales comme indispensables à leur bien-être. Elles peuvent avoir tendance à occulter les vraies causes alors que si elles les connaissent, elles pourront mieux les *chasser de leur vie*.

Un des dangers de cette *psychologisation* à outrance que nous avons pu observer à de multiples reprises est de faire imaginer à ces femmes atteintes de cancer du sein des causes dans leur entourage personnel, affectif, professionnel…

Ainsi, elles culpabilisent fortement alors que les vraies causes peuvent être dans de graves erreurs de la médecine. La médecine officielle se sert d'ailleurs de plus en plus de ces causes « psy » pour se dédouaner de ses propres responsabilités.

On l'a directement vérifié avec les traitements hormonaux de la ménopause que certains de nos collègues continuent à proposer sous la pression incessante des laboratoires pharmaceutiques.

Fin 2010, le *Quotidien du Médecin* présentait dans sa rubrique « La santé en librairie » avec pour sous-titre « THS de la ménopause – Il est urgent de renouer avec le bon sens », le livre du Dr Anne de Kervasdoué au titre éloquent: *Au bonheur des femmes*. Ce n'est qu'un plaidoyer présentant « plus d'avantages que d'inconvénients au THS », comme nous l'entendons chez nombre de gynécologues – parisiens en particulier –, qui ne voient pas suffisamment en consultation les méfaits de leurs traitements.

● ● Ce que le cancer change dans la vie

• *Bien comprendre ce qui vous arrive*

Il est indispensable de bien cerner les causes de cancer qui atteint un de vos seins. Il n'y a pas que le stress qui soit en cause, ou telle ou telle souffrance psychologique plus ou moins récente. Le cancer du sein, c'est le résultat d'une addition de causes parmi lesquelles le stress à sa place, mais cette place ne doit pas être exagérée.

Une première question que l'on peut se poser pour laquelle nous n'avons pas, pour le moment, de réponse scientifique: pourquoi le sein gauche et pas le sein droit ou inversement.

Certains psychologues voient une réponse Bio-logique à la responsabilité de tel ou tel stress, lié à tel ou telle personne. Cette réponse est trouvée à travers des méthodes qui n'ont aucun rapport avec la science: psycho-généaologie, interprétation symbolique, psychologisme et théorie de Hamer, Heal Breast Foundation présentée comme une *Métaméde-*

cine, pilier fondamental de la lutte contre le cancer du sein. Il faut rester extrêmement prudent avec ces pathogénies ou causes des maladies.

Il est intéressant de savoir qu'à la puberté féminine, les deux seins ne se construisent pas de manière exactement symétrique. La plupart des femmes le savent, mais ne se souviennent pas quel est le sein qui était en avance sur l'autre. Elles savent cependant que l'un peut être un peu plus volumineux que l'autre, celui qui probablement s'est construit en premier, donc qui est certainement celui qui est le plus sensible aux hormones.

Il est donc utile de prévenir les jeunes filles au moment de leur puberté de l'intérêt de savoir et de retenir quel est donc le sein le plus sensible aux hormones de la puberté. C'est certainement ce sein-là qui risque le plus le cancer, si les différentes causes se mettent en place, donc celui qui devra être surveillé. Une vaste étude sur un tel sujet n'est pas difficile à mettre en place.

• *S'occuper de soi, éviter le regard des autres*

La lutte contre le stress, source d'anxiété, d'angoisse, de dépression, de phobies… rarement allant jusqu'à la paranoïa est difficile et doit être accompagnée.

De nombreuses techniques de relaxation sont proposées, aucune ne peut faire du mal. Depuis la minute de respiration abdominale, le changement de vêtements, les changements des habitudes alimentaires, le sport, la créativité artistique, les massages, l'aromathérapie, la luminothérapie, les massages, la sophrologie, l'hypnose, l'orthokinésiologie qui est une thérapie comportementale et cognitive qui peut aider à dénouer des blocages graves…

• *Des antidépresseurs le moins longtemps possible*

Les français sont les plus grands consommateurs d'antidépresseurs au monde, – grâce surtout à la diligence publicitaire des laboratoires qui poussent à la prescription – 8,9 millions de personnes les utilisent occasionnellement et 3,8 millions régulièrement. Ce sont surtout antidépresseurs et tranquillisants. Plus de 15 % des femmes entre 18 et 24 ans sont déjà accoutumées à ces drogues et jusqu'à 34 % des femmes (25 % des hommes) de tous âges en prennent régulièrement.

La pilule du *Bonheur*, le *Prozac*® doit être évitée au maximum du fait des risques d'accoutumance et au début du traitement de l'aggravation de l'angoisse qui peut devenir suicidaire.

Même le *Lexomil*, que trop de patientes consomment a des effets indésirables qu'il faut faire connaître : perte de mémoire, irritabilité, agitation, agressivité, qui peuvent survenir aux doses thérapeutiques, le risque augmentant proportionnellement à la dose ; troubles du comportement, modifications de la conscience, dépendance physique et psychique, avec syndrome de sevrage ou de rebond à l'arrêt du traitement, sensations ébrieuses, céphalées, ataxie, confusion, baisse de vigilance voire somnolence (particulièrement chez le sujet âgé), insomnie, cauchemars, tension, modifications de la libido, éruptions cutanées, prurigineuses ou non, hypotonie musculaire, asthénie, vision double…

• *Se méfier des traitements contre l'hypertension artérielle*

Le stress est souvent responsable de poussées d'hypertension. *In vitro* le stress est capable de reprogrammer des cellules immunitaires, les faisant passer du statut d'agents protecteurs à celui d'agresseurs. Chez les souris stressées, atteintes de cancer mammaire, le risque de dissémination est multiplié par 30. Chez ces rongeurs, les bêtabloquants limitent la dissémination, notamment en reprogrammant les cellules dites macrophages.

Les **Inhibiteurs de l'Enzyme de Conversion (IEC)** augmenteraient les récidives, tandis que les bêtabloquants limiteraient la dissémination cancéreuse. Une étude publiée dans le *Breast Cancer Research and Treatment* en avril 2011 démontre dans une cohorte de 1779 femmes que les patientes recevant un bêtabloquant ont un taux de récidives moins important que celles traitées avec un IEC.

Bêtabloquants et IEC agiraient différemment sur le micro-environnement du cancer, sur les voies de l'inflammation, ce qui expliquerait leurs activités opposées.

CHAPITRE :

8

LES 9 AUTRES CAUSES DE CANCER DU SEIN

Nous ne présentons pas ces causes dans un ordre particulier. Elles ne sont pas toutes présentes chez une femme atteinte de cancer du sein, mais chacune laisse d'autant plus son *empreinte cancérigène* qu'elle est présente sur une longue période et qu'elle est importante en quantité d'intoxication.

1 • Génétique avec 2 gènes BRCA 1 et BRCA 2

5 à 8 % des femmes atteintes de cancer du sein sont porteuses d'un de ces 2 gènes, BRCA 1 et BRCA 2 (BR = Breast = Sein ; CA = Cancer). Les femmes porteuses de ces gènes ont un risque de cancer du sein évalué entre 20 et 70 ans pour le gène 1 à 70 %, et pour le gène 2 à 50 %. Ces gènes sont également responsables de cancer des ovaires entre 20 et 70 ans évalués à 40 % pour le 1er gène et 15 % pour le 2e gène.

Nous avons déjà vu les critères pour obtenir une analyse génétique prise en charge par l'assurance maladie.

Le gène est porté par le chromosome X, il peut donc être transmis à l'homme puisque ses deux chromosomes sexuels sont X et Y.

Évidemment, toute femme porteuse d'une de ces deux mutations génétiques, BRCA, doit le savoir. En plus du fait qu'elle doit se faire surveiller régulièrement au niveau des seins (par échographie des seins et des ovaires et IRM au moindre doute, avant 40 ans). Elle doit elle même éviter toutes les autres causes qui ne peuvent qu'induire une pathologie cancéreuse au niveau des seins ou des ovaires. Aucune étude sérieuse n'a été orientée vers la prévention active, en donnant à la fois des conseils nutritionnels et de comportements de santé (grossesse autour de 26 ans, allaitement au moins 6 mois, pas de contraception hormonale, ni de THS, ni de tabac...). Cela n'empêche pas de conseiller une patiente porteuse de cette forte susceptibilité génétique en prévenant que toute femme porteuse d'un de ces gènes ne développe pas automatiquement un cancer du sein.

2 • L'épigénétique surtout avec le tabac

Ce sont les facteurs environnementaux qui agissent sur le ou les gènes précédemment cités, en leur permettant de s'exprimer, créant ainsi la maladie.

Même sans ces gènes, le tabac est cancérigène pour les seins.

Tout ce qui pollue réduit de façon plus ou moins importante les défenses immunitaires de l'organisme, en première position le tabac puis la pollution atmosphérique, mais aussi tout ce que nous consommons par l'alimentation contenant d'éventuels pesticides jouant les rôles de *xénobiotiques*. Tous sont des perturbateurs endocriniens. Des études cas-témoins ont montré un lien entre les taux de ces perturbateurs dans le tissu graisseux, le sang ou les tumeurs et les risques de cancers hormono-dépendants, du testicule, du sein, de la prostate...

En 2011, des chercheurs de Harvard[1], Fei Xue et coll. confirment toutes les études reliant tabac et cancer du sein : « Le tabagisme au féminin avant la ménopause augmente les risques de cancer du sein s'il a commencé avant la première grossesse. De plus l'exposition à la fumée des autres majore la nocivité du tabagisme actif. Ce sont les hydrocarbures aromatiques polycycliques, les amines aromatiques et N-nitrosamines, carcinogènes de la fumée, qui sont en cause parvenant par voie sanguine au tissu des seins. Ils sont retrouvés dans les sécrétions mammaires (obtenues par aspiration) des femmes non allaitantes. Étant lipophiles, ils se stockent dans le tissu adipeux du sein, métabolisés puis activés par les cellules de l'épithélium mammaire. »

En 2011, l'équipe de Luo et coll[2] a repris une cohorte de 79 990 femmes âgées de 50 à 79 ans recherchant les liens entre tabac et cancer du sein.« Dans la cohorte étudiée, 3 520 patientes ont déclaré un cancer du sein invasif au cours des 10 ans de suivi. Par rapport aux femmes qui n'ont jamais fumé, le risque de cancer est augmenté de 9 % pour les anciennes fumeuses (IC 95 % : 1,02 à 1,17) et de 16 % pour celles qui fumaient encore pendant le suivi (1,00 à 1,34). Le risque est plus élevé pour les femmes qui ont fumé longtemps, celles qui ont fumé pendant 50 ans et plus ayant le risque le plus élevé (HR 1,35, IC 95 % : 1,03 à 1,77). L'âge de début du tabagisme paraît être un facteur important, avec un risque supérieur pour celles qui ont commencé à fumer avant l'âge de 15 ans ou avant la fin de leur première grossesse. Ce n'est que 20 ans après l'arrêt de l'intoxication que le risque redevient identique à celui des femmes qui n'ont jamais fumé. » Si cette constatation est démontrée pour le cancer du sein,

1. – *Archives of Internal Medicine*, vol.171, n°2, pp.125-33.

2. – J. Luo et coll.: *Association of active and passive smoking with risk of breast cancer among postmenopausal women: a prospective cohort study*. BMJ 2011;342: 1016.

elle est fausse pour le cancer du poumon où si le risque diminue, il persiste tout de même.

Le tabagisme passif est aussi impliqué dans le risque de cancer du sein : « Pour celles qui n'ont jamais fumé, une augmentation du risque de 32 % apparaît pour les catégories les plus exposées, comprenant celles qui ont été exposées longtemps, plus de 10 ans dans l'enfance, plus de 20 ans à la maison et plus de 10 ans au travail (1,32, 1,04 à 1,67). »

Quand on observe le tabagisme des jeunes, totalement insensibles aux messages inscrits sur les paquets de cigarette écrits ou en photo, on se dit que la seule solution est de supprimer le tabac des points de vente. À moins de le considérer comme un délit ou de mettre en place le Bonus/Malus *responsabilisateur*. En cas de maladie liée au tabac, la prise en charge par l'assurance maladie sera réduite de 30 à 50 % par exemple. À moins qu'à tout fumeur soit imposée une assurance obligatoire augmentée au prorata de l'intoxication qui peut être contrôlée par une simple prise de sang, dosant les taux de nicotine.

3 ● Hormones des œstro-progestatifs des pilules aux Traitements Hormonaux Substitutifs (THS) de la ménopause

Tous les cancérologues, endocrinologues s'accordent sur le fait que « le cancer du sein est hormonodépendant ». Cette dépendance n'est pas liée aux hormones fabriquées naturellement par les ovaires (œstrogènes et progestérone endogènes), mais essentiellement aux hormones apportées à l'organisme sous forme de médicaments, œstrogènes (surtout le 17 béta-œstradiol) et progestérone exogènes (nommés progestatifs).

Les femmes doivent savoir, il faut le leur répéter, que « les seules hormones naturelles sont celles qui sont fabriquées par leurs propres glandes hormonales ». Toutes les autres sont soit d'origine synthétique soit extraites d'organismes animaux.

Voilà ce qui est le plus caché aux femmes, car d'une part le business est considérable avec ces hormones que les femmes consomment encore de façon inconsciente et, d'autre part, toutes les autres alternatives non chimiques à la contraception sont soigneusement minimisées et mal présentées. Par exemple, le préservatif est présenté comme préventif du sida, mais très peu comme contraceptif, alors qu'il est plus contraceptif que protecteur du Sida.

J'ai rencontré deux cas de jeunes hommes sidéens, ne se connaissant pas, ayant contracté le sida malgré l'utilisation de préservatifs et sans avoir observé la moindre rupture. C'est une des raisons pour lesquelles on conseille aux femmes de se protéger doublement, avec le préservatif masculin et le préservatif féminin. Business premier servi !

Autour de l'âge de la ménopause (50 ans), les sécrétions hormonales ovariennes diminuent jusqu'à arrêter le cycle féminin, tandis que celles fabriquées par les glandes surrénales (au dessus des reins) sont conservées et maintiennent ainsi la féminité à laquelle les femmes sont à juste raison très attachées.

C'est la chute des taux de 17 béta-œstradiol, observée à la ménopause, qui a d'abord constitué l'argument majeur des laboratoires pour justifier le THS. Le récepteur Alpha aux œstrogènes (ER alpha) joue un rôle essentiel pour médier les principales actions des œstrogènes. Le gène ER alpha est situé dans un des noyaux (le ventromédian) de l'hypothalamus, lequel est très sensible aux influences, en particulier émotionnelles, venues du cortex cérébral.

C'est le manque hormonal à la ménopause, très naturel, qui est responsable en particulier des bouffées de chaleur fréquentes et gênantes de cette phase de la vie féminine. Les hormones de l'hypophyse (*deux stimulines* LH = *Lutéine Hormone* responsable de la sécrétion de progestérone et FSH = *Folliculine Stimuline Hormone* responsable de la sécrétion des œstrogènes) normalement stimulent le fonctionnement ovarien et le cycle féminin entre 15 et 50 ans pendant donc 35 années consécutives. À la ménopause ces stimulines continuent à stimuler les ovaires lesquels répondent de moins en moins. Le stress partant du cortex et de l'hypothalamus ne peut qu'aggraver le phénomène.

Les femmes sont en général très mal informées des fonctionnements hormonaux de leur vie génitale (cycle fertilité-infertilité) comme de ceux de la ménopause, ce qui induit des stress nombreux qui pourraient être évités. Les laboratoires profitent de ces ignorances et cherchent à les entretenir pour leur faire consommer des médicaments inutiles et dangereux camouflés sous la forme de *pilules de jouvence*.

Apporter un THS ou THM (Traitement Hormonal de la Ménopause) à cet âge pour tenter de rajeunir ou de ne pas vieillir est dangereux. En effet les seins sont stimulés excessivement par les hormones exogènes apportées par le traitement substitutif lequel peut ainsi induire en quelques années, 3 à 5 ans, un cancer du sein.

Ce type de cancer n'est pas de meilleur pronostic que les autres contrairement à ce que diffusent les laboratoires pharmaceutiques et certains collègues, sous prétexte de meilleures hormones ou même d'hormones naturelles, et d'un suivi gynécologique plus régulier. Il est reconnu des radiologues que les THS rendent les seins plus fermes à la ménopause, ce qui exige une surveillance régulière, du fait de l'augmentation de risques de cancer du sein.

À partir de 15 ans, la pilule est désormais consommée largement, sous la pression d'abord des laboratoires qui fournissent les Centres de Planning en échantillons gratuits, les infirmeries scolaires et soutiennent indirectement les magazines people pour jeunes et moins jeunes.

La pilule est présentée comme sans aucun danger. Elle est prescrite largement pour de l'acné chez les jeunes filles, alors qu'il faut leur conseiller de consommer moins de produits sucrés et gras.

Quant aux risques de cancer, d'après les médias parfaitement manipulés, ils ne sont toujours pas démontrés. Si un seul médecin essaye de le dire, preuves à l'appui, vingt autres spécialistes lui tombent dessus en affirmant l'inverse avec les dernières publications des laboratoires qui sponsorisent largement les enseignements post-universitaires ou trouvent le ou mieux la spécialiste médecin et/ou journaliste pour écrire un livre sur le sujet pour maintenir une pseudo-science.

Si les femmes savaient que pour être contraceptives les pilules selon leurs dosages apportent à l'organisme 20 à 50 fois les taux d'hormones (estrogènes et progestérone) fabriquées par les ovaires, et que les 3 organes cibles (sein, utérus, ovaires) sont très dépendants des hormones ! Évidemment les surdosages peuvent engendrer des maladies bénignes ou malignes… Si les femmes savaient, elles y réfléchiraient à 3 fois avant de consommer.

C'est en 2005 que la pilule et le traitement hormonal de la ménopause ont été présentés sur les grandes chaînes de télévision comme des molécules cancérigènes de première classe. Pourtant les scientifiques le savent depuis les années 80 grâce aux travaux chez l'animal d'Antoine Lacassagne à l'Institut Curie de Paris qui datent de 1932[3] !

---

3. – Lacassagne A. Apparition des cancers de la mamelle chez la souris mâle soumise à des injections de folliculine C.R. Acad. Sci. Paris, 1932, 195 630.

Ses travaux n'ont cessé de le démontrer par la suite, mais il n'a pas été entendu comme me l'a confirmé son élève et ami Raymond Latarget quand j'ai obtenu pour mes travaux sur la Nutrition, le prix international de cancérologie « Antoine Lacassagne » en 1986.

Il faut souligner que la consommation de la pilule est moins dangereuse si elle est prise après la naissance d'un premier enfant (car le sein devient adulte par la lactation, en effet du lait a été fabriqué par les cellules des canaux galactophores) et consommée moins de 5 années.

Les minipilules sont évidemment moins dosées que les premières mises sur le marché et largement consommées dans les années 60 jusqu'à 80. Soulignons que les pilules les plus anciennes sont envoyées et distribuées dans les pays en voie de développement où l'incidence des cancers du sein augmente considérablement. Tous nos collègues d'Afrique du Nord et d'Afrique noire nous le confirment. Ils n'ont pas encore osé se révolter !

4 • Autres médicaments à action immunodépressive ou hormonale

Ils sont nombreux, leur action est en général indirecte. Ils sont dangereux quand ils sont consommés sur de longues périodes.

Les corticoïdes sont des immunosuppresseurs prescrits dans les syndromes inflammatoires souvent associés aux antibiotiques dans certains cas d'infection. On les retrouve dans tous les syndromes inflammatoires et maladies auto-immunes, les maladies rhumatismales (cardiaques, valvules et péricarde), articulaires (poly-arthrite, spondylarthrite) et musculaires (fibromyalgie) ou de la peau (sclérodermie, lupus érythémateux) ou des reins (glomérulonéphrites);

les maladies inflammatoires du tube digestif (maladie de Crohn, Rectocolite), de la thyroïde ; du système nerveux (Sclérose en plaques, Sclérose latérale amytrophique, Alzheimer…). Dans ces maladies les traitements corticoïdes sont souvent prolongés, trop prolongés parfois plusieurs mois ou même années. S'ils sont efficaces sur les symptômes et nécessaires avec les autres traitements plus spécifiques de la maladie, on oublie souvent leurs effets délétères immunosuppresseurs à plus ou moins long terme.

Les médicaments « hyperprolactinémiants » sont à l'origine de sécrétion excessive de l'hormone « prolactine » fabriquée par la glande hypophyse située à la base du cerveau. La prolactine est l'hormone hypophysaire destinée après l'accouchement à déclencher et entretenir la lactation. Elle est donc indispensable à l'allaitement maternel. Elle stimule la division des cellules du sein. Cette hormone peut être sécrétée hors accouchement en excès dans les moments de stress et lors de la consommation prolongée de médicaments dits « hyperprolactinémiants ».

Les classes de médicaments les plus connues sont : antidépresseurs, anxiolytiques, somnifères certains diurétiques ou hypotenseurs, consommés trop longtemps et même les œstrogènes consommés avec les pilules ou le THS (TraitementHormonal Substitutif). En voici quelques exemples : analgésiques morphiniques – coupes faim – anti-acnéiques – antidépresseurs tricycliques – antiémétiques – antiépileptiques – antihypertenseurs (méthyldopa et réserpine) – gastrocinétiques/cholinergiques – œstrogènes – inhibiteurs de la sécrétion gastrique type Cimétidine, antagonistes des récepteurs H2 – neuroleptiques – amphétamines – tranquillisants – vasodilatateurs.

Deux signes cliniques permettent d'affirmer les effets hyperprolactinémiants : chez la femme une galactorrhée, c'est-à-dire un écoulement clair, ou blanchâtre plus rarement, au niveau d'un ou des 2 mamelons et chez l'homme l'apparition d'une gynécomastie, c'est-à-dire la constitution d'une petite glande mammaire le plus souvent d'un seul coté.

Tous ces médicaments sont efficaces dans leurs indications respectives mais ne doivent pas être consommés trop longtemps, ce qui n'est pas l'intérêt des laboratoires...

5 • Une nutrition désastreuse

Ce sont les mauvaises habitudes alimentaires qui sont à l'origine de nombre de maladies organiques. Elles fatiguent l'organisme réduisant ainsi les défenses immunologiques naturelles. Le surpoids et *a fortiori* l'obésité sont sources de troubles hépatiques par la stéatose qui s'installe dans le foie. Cette stéatose, nous l'avons vu, n'est pas autre chose que le foie gras lié à l'accumulation de sucres sous forme de gras dans les cellules hépatiques.

En plus du foie gras, évidemment l'organisme stocke le gras dans le tissu gras sous la peau et en particulier dans les glandes mammaires. On sait que le gras joue un rôle délétère pour la santé, en particulier en transformant les hormones pour la santé en hormones cancérigènes en particulier pour les seins.

C'est pour ces raisons que l'on a mis au point une anti-enzyme, l'anti-aromatase, destinée à empêcher cette transformation. L'aromatase est donc l'enzyme présente dans le tissu gras qui est capable de transformer les hormones de types androgènes fabriquées par les glandes surrénales en œstrogènes qui peuvent stimuler des cellules cancéreuses œstrogéno-dépendantes. On peut affirmer que le tissu gras joue le rôle d'un tissu hormonal cancérigène, chez l'homme comme chez la femme.

Jouent aussi un rôle négatif pour la Santé les excès de produits laitiers qui contiennent de grandes quantités de sucres, le lactose essentiellement (35 à 47 g/l), mais aussi trop decalcium pour l'humain (3 fois trop). On oublie souvent dans les produits laitiers une quantité mal connue de facteurs de croissance (Epidermal Growth Factor, Transforming Growth Factor et Insulin Growth Factor) nécessaires à la croissance du corps du veau, lequel prend en général 300 kg en une année. Notons qu'en cancérologie, ont été mis au point et sont utilisés comme médicaments anti-cancéreux des antifacteurs de croissance.

Les cellules adipeuses ont donc le mauvais rôle parmi les causes des cancers du sein. En avril 2011, une équipe française dirigée par Béatrice Dirat de Toulouse a publié[4] ses résultats démontrant que les adipocytes à proximité des tumeurs malignes seraient douées de caractéristiques biologiques facilitant la dissémination des tumeurs.

6 • Les excès radiologiques

Il existe des mutations provoquées par les rayonnements qui peuvent être responsables de cancers et ces mutations peuvent devenir héréditaires c'est-à-dire peuvent se transmettre. Une étude a analysé 1600 femmes sélectionnées dans une cohorte internationale de femmes, porteuses du gène BRCA 1 ou 2, interrogées sur les radiographies pulmonaires subies avant 20 ans, ou après. Chez toutes ces femmes, la faible exposition due au rayonnement X des clichés pulmonaires a augmenté le risque de cancer mammaire de 54 % par rapport à celles qui n'avaient jamais été radiographiées.

L'âge de l'irradiation joue également son rôle. En effet, quand les clichés ont été réalisés avant 20 ans, le risque d'apparition d'un cancer du sein avant 40 ans est multiplié par 2,5.

4. – B. Dirat et coll. *Cancer Research*, avril 2011.

Trop de radiographies centrées sur les seins ou le thorax peuvent être nuisibles.

Les rayonnements des radiographies ne sont pas sans danger quand ils sont délivrés sans qu'il y ait de véritables indications. Sur les 75 millions d'examens radiologiques annuels, on observerait 2 % de cancers chaque année : sein + thyroïde + leucémies + tumeurs osseuses + vessie + rectum… chaque fois dans la zone du champ d'irradiation. Quand il s'agit de tumeurs solides, on observe assez souvent des tumeurs de type « sarcome » (aux dépens du tissu conjonctif) qui sont de plus mauvais pronostic que les tumeurs classiquement observées au niveau de ces organes.

Les radiographies avant 20 ans multiplient le risque de cancer du sein par 2,5 avant 40 ans. Il vaut mieux pratiquer une mammographie numérisée (équivalent de 8h d'avion) qui délivre moins de rayons et est plus performante qu'une mammographie conventionnelle. Les femmes jeunes subissant une radiothérapie du thorax pour un cancer, par exemple pour une maladie de Hodgkin, devraient être informées de la nécessité de pratiquer un dépistage rapproché et régulier du cancer du sein, du fait d'une augmentation du risque.

7 • Virus oncogènes ?

Les preuves sont encore insuffisantes. Il existerait une association entre des virus oncogènes et le cancer du sein non familial : les virus EBV (Epstein-Barr virus) et HHV-8 (human herpes virus).

Une étude rétrospective réalisée à Taiwan a inclus 62 femmes atteintes d'un cancer du sein. La pièce opératoire et les ganglions axillaires ont été analysés sur le plan macroscopique, histologique et virologique. Les virus oncogènes HPV (human papillomavirus), CMV (Cytomegalovirus), EBV (Epstein-Barr virus), HSV-1 et HSV-2 (Herpes Simplex virus), HHV-8 (Human Herpes virus) ont été systématiquement recherchés par PCR (Polymerase Chain Reaction) et hybridation.

Si l'analyse inclut les facteurs viraux, le nombre de virus détectés dans les échantillons s'est avéré corrélé à la survie globale et à la survie sans récidive. Les virus HSV-1, HHV-8, EBV, CMV et HPV étaient associés à la survie globale ($p<0,05$). Seuls les virus HHV-8 et CMV étaient associés à la survie sans récidive ($p<0,05$ et $p<0,01$). Cette étude rétrospective n'autorise aucune conclusion sauf que le rôle potentiel de certains virus oncogènes existerait. (J.H. Tsai et coll. : *Relationship between viral factors, axillary lymph node status and survival in breast cancer.* Journal of Cancer Research & Clinical Oncology, 25 juillet 2006).

Certains médecins prescrivent des traitements de micro-immunothérapie après avoir mis en évidence, par un dosage sanguin spécifique, la réactivation de certains virus dont EBV et HSV.

8 • Modes de vie : alcools forts + « no sport »

Les excès de boissons alcoolisées, constituées le plus souvent d'alcools forts (Whisky, Gyn, Vodka,…), de bière ou de vins en quantité importante dépassant 2 verres à chaque repas, augmentent les risques de cancer du sein. En effet, l'alcool en consommation excessive et régulière (surtout les alcools forts) est un facteur de risque de cancer mammaire chez la femme. Il augmente les mauvaises graisses de réserve, comme les sucres en excès.

Dans *NIH News* du 15 février 2005, le National Institute on Alcohol Abuse and Alcoholism, sur un échantillon de 37 000 personnes, démontre que l'indice de Masse corporelle (IMC) serait directement corrélée à la quantité d'alcool ingérée les jours où les gens ont coutume de boire. Les plus faibles valeurs d'IMC ont été mesurées chez des sujets consommant une petite boisson alcoolisée par jour de 3 à 7 jours par semaine et les valeurs les plus élevées sont chez ceux qui boivent un jour par semaine une trop grande quantité. Cette différence est très instructive, elle démontre que ce sont les excès qui sont responsables de troubles pour la Santé, ainsi 4 % des cancers du sein sont liés à l'alcool. Les chercheurs ont calculé qu'en Grande-Bretagne, près de 2 000 cas pourraient ainsi être évités.

Ainsi pour réduire l'obésité et par là un certain nombre de cancers, en particulier du sein, il ne faut pas dépasser un *ballon de bon vin* à chaque repas, ce qui correspond à pas plus d'un quart de litre de vin par jour.

Selon les résultats d'une méta-analyse regroupant plus de 50 études et portant sur un total de 150 000 femmes du monde entier, dix grammes d'alcool par jour augmenterait le risque de cancer du sein d'environ 7 %.

Dix grammes d'alcool pur représentent l'Unité Alcool Internationale (1 UAI).

Ainsi peut-on définir le nombre d'Unités Alcool Internationale, dans les bouteilles que l'on achète classiquement et que l'on devrait consommer modérément. On a pu établir les équivalences suivantes pour une UIA : 100 ml de Vin à 12° = 250 ml de Bière à 5° = 30 ml de Whisky à 40° = 20 ml de Pastis à 45° + eau = 20 ml de Planteur de rhum à 50° + jus d'orange = 30 ml de Cognac à 40°.

En post-ménopause, ce risque serait lié au fait que l'alcool affecte la production d'œstrogènes dans le corps et réduirait leur élimination par le foie, d'où leur action cancérigène pour les seins.

Plus grave est l'association Alcool + Traitement Hormonal de la Ménopause (THM), car le risque de cancer du sein double dans ces cas. (W.Y. Chen et coll., Ann. Interm.

Med., 137 : 798-804, 2002. Expertise collective, *Alcool – Effets sur la santé*, Inserm, septembre 2001.)

Cette relation a été analysée à partir de 44 000 femmes étasuniennes. Plus de 1720 femmes ont développé un cancer du sein. Le risque de cancer du sein était élevé chez les femmes qui utilisaient un THS depuis au moins 5 ans et qui ne prenaient pas d'alcool et chez celles qui n'avaient jamais utilisé de THS mais qui buvaient plus de 20 g d'alcool par jour. Les utilisatrices de THM depuis plus de 5 ans et qui consommaient plus de 20 g d'alcool par jour avaient un risque relatif de cancer du sein quasiment double de celles des non-utilisatrices de THM et non-consommatrices d'alcool. Une femme ménopausée pourrait voir ce risque augmenter et passer à 8 % si elle utilise un THS pendant 5 ans au moins et consomme plus d'une dose d'alcool par jour.

Les femmes qui boivent journellement entre 30 et 60 grammes d'alcool (2 à 5 verres par jour) voient les risques de cancer du sein augmenter de 41 % par rapport à un groupe de même nature qui ne boit pas du tout. À titre de comparaison : les femmes dont la mère a souffert d'un cancer du sein voient leur risque de développer une tumeur augmenter de 50 %.

L'augmentation du taux d'œstrogène total dans le corps serait en relation soit avec une hausse de la production d'œstrogène, soit avec une diminution de la décomposition de l'œstrogène. Il y a aussi des indices pour penser que l'alcool agirait comme cocarcinogène. Carol Devine and Julie A. Napieralski (*How might alcohol increase the risk of breast cancer ? Alcohol and the Risk of Breast Cancer.* March 1998 (6.26.01). Program on Breast Cancer and Environmental Risk Factors in New York State, Cornell University, College of Veterinary Medicine.)

Cependant nous maintenons que l'effet d'une consommation modérée d'alcool sur le risque de cancer du sein est encore confus. Les chercheurs ne trouvent aucun lien entre la consommation modérée (maximum un verre par jour) et le risque de cancer du sein. Le nombre de cas de cancer du sein qui peut être attribué à une consommation régulière d'alcool n'est pas supérieur à 2 % dans le monde parmi tous les cas de femmes atteintes de cancer du sein.

Dans 98 % des cas de cancer du sein, la cause doit être cherchée ailleurs. L'alcool constitue donc un facteur de risques très limité pour le cancer du sein. Le fait de déconseiller l'alcool à grande échelle n'aurait donc qu'un impact très limité sur la prévention du cancer du sein parmi la population. De plus, les avantages liés à une consommation légère ou modérée d'alcool sur les maladies cardiaques et sur la mortalité suite aux affections cardiaques compensent largement le risque de cancer du sein. L'alcoolisation des jeunes filles augmentera les risques ultérieurs de cancer du sein et la consommation des hormones de la pilule, en augmentant les concentrations sériques d'œstradiol et de progestérone, ne fera qu'augmenter les risques.

La nouvelle tendance chez les jeunes c'est l'alcoolisation à outrance durant les week-ends. Outre les risques immédiats – coma éthylique –, les risques à moyen terme – accoutumance à l'**alcool** –, mais aussi les risques collatéraux – accidents de la route –, une récente étude danoise vient ajouter un nouveau chapitre à cette liste : le **cancer du sein**. L'étude, qui a rassemblé plus de 17 500 femmes, a montré que les femmes buvant entre 22 et 27 verres d'**alcool** par semaine avaient deux fois plus de risque de développer un **cancer du sein** que les femmes consommant seulement 1 à 3 verres. Ce risque est d'autant plus élevé que la consommation d'**alcool** est concentrée dans le temps.

9 ● Isolement social ou médicalisation mondaine

L'isolement social, la précarité, le sous-développement, augmentent les risques de cancer du sein, pour plusieurs raisons :

- l'obésité induite par de mauvais comportements alimentaires ;
- le stress chronique et la consommation excessive d'anxiolytiques et antidépresseurs ;
- une absence de suivi gynécologique et mammaire qui évite le dépistage, retarde le diagnostic porté trop souvent à un stade évolué de la maladie ;
- la consommation de contraceptifs de première génération, telle qu'elle est observée au Maghreb ou en Afrique, car les laboratoires européens n'ont aucun scrupule à inonder les femmes de ces pays – pour des raisons de Santé publique, de régulation de la fécondité… – de ces produits considérés comme obsolètes dans nos pays.

La confiance absolue dans la science médicale qui remplit les colonnes des magazines people de la mode avec des publicités indirectes pour rajeunir, médicaliser la ménopause, la sexualité… La tromperie organisée est une somme très puissante source de business, premier servi aux dépens de la santé des personnes. Nombre de laboratoires ont repéré que les bien-portants étaient plus nombreux que les malades et qu'ils étaient capables de consommer des molécules à visée préventive. Prévenir la ménopause, l'andropause, l'ostéoporose, les moindres désagréments de la vie courante font l'objet de prescriptions abusives, dont les effets délétères sont systématiquement passés sous silence.

Face à tant de contre-vérités, la juste information peine à se diffuser, car elle n'a aucun support financier en dehors du *bouche à oreille* qui fonctionne parfaitement quand les femmes sont atteintes par la maladie. Leurs amies, leurs « copines » sont alors immédiatement informées et peuvent prendre conscience des causes réelles de cette maladie de civilisation qui se développe de plus en plus chez des femmes jeunes.

CHAPITRE :

9

LES 10 CONSEILS DE PRÉVENTION

1 • Une grossesse avant 30 ans

• • Une démonstration d'expression génétique au niveau des seins

Les femmes qui ont eu des enfants courent moins de risques de cancer du sein, car la grossesse modifie l'expression de gènes dans le tissu mammaire. Elle déclenche la différenciation et la croissance du tissu mammaire.

Dans une étude de Ricardo Lopez de Cicco[1] ont été comparées 44 femmes ménopausées ayant eu des enfants à 21 autres femmes nullipares. L'équipe a identifié 208 gènes exprimés différemment. Ces gènes expriment la signature génomique des effets de la grossesse. Le récepteur à l'IGF (Insulin Growth Factor) associé à la prolifération cellulaire est exprimé à plus bas niveau chez les femmes qui

1. – Rapportée à l'American Association of Cancer Research en avril 2011.

ont eu des enfants comparativement aux nullipares. Quant aux cellules souches mammaires, elles sont plus « adultes » chez la femme ayant eu des enfants, car elles ont subi prolifération et différenciation. Chez les femmes sans enfant, les cellules souches restent en potentiel de croissance et de production de nouveau tissu mammaire.

• • Les religieuses font plus de cancer du sein

Après la Révolution française les médecins auraient observé de nombreux cas de cancer du sein chez les religieuses sorties dans la terreur de leurs couvents, confrontées au dénuement le plus extrême. Cette constatation est rapportée par Jacques Rouëssé ancien directeur de l'Institut René Huguenin à St Cloud dans « Les théories étiologiques du cancer du sein en Occident à travers les âges » parue dans *Le Nouveau Cancérologue* en 2009. (Vol 2 - N°1 pp. 48-56.)

Il cite : « Notre révolution est venue confirmer cette opinion du père de la Médecine ; on a remarqué que les affections cancéreuses étaient devenues plus fréquentes à cette époque, par suite de vives émotions de l'âme inséparables de grands troubles politiques. La disette, une nourriture grossière et malsaine, ont peut-être contribué à cette fréquence. Quoiqu'il en soit, il est généralement connu que les affections morales profondes ont la plus grande influence sur ces affections. »

Le cancer du sein chez les religieuses est une réalité démontrée surtout liée à la nulliparité, ce qui exige pour elles des conseils nutritionnels encore plus rigoureux que pour le grand public, associés à une activité physique régulière qui empêche tout surpoids. Il ne s'agit pas simplement d'une marche régulière autour du monastère mais d'une vraie activité physique qui induise transpiration et développement de la masse musculaire aux dépens de la masse grasse.

2 • L'allaitement maternel au moins 6 mois selon les conseils de l'OMS

Nous œuvrons en tant que responsable des familles au niveau national pour que l'allaitement maternel en France soit pris en charge pour les 6 mois recommandés. Cela exige de prolonger le congé maternité pour permettre aux femmes qui en font le choix de nourrir leur enfant, ce qui est le mieux pour la santé de l'enfant et celle des seins de la mère. Cela exigera une préparation avec la sage-femme afin d'éviter les crevasses si pénibles à vivre, les infections locales du mamelon et même du sein.

Selon l'Inpes (Institut national de prévention et d'éducation pour la santé en France), en 1998, seulement 53 % des femmes allaitaient leur enfant, en 2003 elles sont 63 %. En Allemagne, Italie, Portugal, Suisse, elles sont à 90 % et en Espagne, Pays-Bas, Grande-Bretagne, elles représentent entre 70 et 90 %.

Les raisons qui poussent les mères à cesser leur allaitement sont : 29 % pour la reprise du travail ; 24 % pour la durée jugée suffisante et 19 % pour le fait de ne pas savoir quelle quantité est bue par le bébé. Les difficultés rencontrées sont : douleurs au sein 55 % ; fatigue 45 % ; douleurs au dos 22 % ; difficultés du bébé à téter 30 % ; critiques de l'entourage 15 % ; sentiment d'isolement 14 %.

Il y a encore beaucoup à faire pour que 90 % des 830 000 femmes qui accouchent chaque année en France allaitent leur enfant dans les meilleures conditions.

3 ● Pas d'intoxication respiratoire au tabac ou haschich

Ces deux types d'intoxication sont délétères pour le système immunitaire et associées aux autres causes ne peuvent qu'accroître les risques de cancer du sein. Il faut savoir aux jeunes qui ont des tendances écologiques fortes que le haschich qui leur est proposé est OGM, fortement concentré en produits toxiques pour les rendre plus vite dépendants.

4 ● Faire du sport au moins 2 fois par semaine pour éviter le surpoids

Une important prise de poids chez une femme après un diagnostic de cancer du sein a un impact négatif sur l'évolution et accroit le risque de décès. Pour Bette Caan et coll une prise de poids important de 16 % est corrélée à une augmentation du risque d'évolution péjorative (récidive et décès) de 25 % de plus. (Travail présenté à l'AACR en avril 2011).

5 ● L'affectivité est un grand facteur de résistance aux Stress et n'est jamais assez prise en compte

Il s'agit de l'équilibre affectif, fait à la fois d'amour reçu et donné. On le vérifie chez les personnes très âgées accompagnées en fin de vie.

Après des chocs psychologiques comme ceux que l'on subi durant toute l'évolution du cancer du sein du diagnostic aux traitements, les besoins affectifs sont encore plus grands. Il ne s'agit pas de besoins sexuels mais de besoins de tendresse, de caresses qui permettent à la personne de se sentir encouragée, soutenue dans ses moments de détresse et lui évitent de sombrer dans le découragement.

6 ● Pas d'hormones exogènes sans indication médicale réelle

Nous ne le répèterons jamais assez dans une société où les femmes sont de très grandes consommatrices d'hormones exogènes lesquelles, quand elles sont en bonne santé ne peuvent qu'augmenter les risques de maladie de civilisation dont le cancer du sein. Nos consultations de cancérologie dans les centres anti-cancéreux comme dans les centres privés regorgent de ce type de patientes.

Donc, nous ne pouvons que conseiller :

- pas de traitement hormonal substitutif à la ménopause ;
- si nécessité de contraception hormonale pas plus de 5 ans de minipilule.

7 ● Une alimentation à forte orientation végétale, plus végétarienne que végétalienne

Elle est garante du meilleur apport en calcium, en vitamine C et en fibres ; 3 nutriments qui fonctionnent en étroite collaboration. En effet l'absorption par le tube digestif du Calcium et de la vitamine C sont dépendants de 2 phénomènes essentiels de la digestion préalable à l'absorption. Il s'agit d'abord de la mastication qui est nécessaire à la fabrication de salive. Dans la salive de nombreux enzymes existent, dont l'amylase, laquelle permet de digérer les sucres lents, des légumes, céréales et légumineuses. La perception orale de féculents est hautement corrélée à la concentration d'amylase salivaire. (PLoS vol. 5, N°10, octobre 2010). D'autre part produire davantage de salive accélère la digestion pour tous les autres aliments.

8 • Un seul produit laitier par jour

Provenant des petits animaux : chèvres et/ou brebis afin d'éviter les excès de facteurs de croissance des produits laitiers de vache.

Nous expliquons de manière détaillée le pourquoi de cet important conseil nutritionnel dans notre livre *Changez d'Alimentation – l'Atout BIO.* (Éd. F.-X. de Guibert, 2008.) Il va à l'encontre de toutes les recommandations des plans successifs de nutrition santé fortement soutenus et financés par les lobbies laitiers au travers du Centre de Recherche et d'Information Nutritionnelle (CERIN).

Alerté déjà par mes propres constatations en interrogeant les malades atteints de nombreuses localisations cancéreuses, en plus des cancers du sein, les cancers de la prostate, du pancréas, des lymphomes,... je n'ai pas été étonné qu'un journaliste scientifique fasse le point sur ce sujet controversé.

C'est après la lecture rigoureuse du manuscrit du livre de Thierry Souccar : *Lait, Mensonges et Propagande* que j'ai accepté de le préfacer pour qu'il soit publié en 2007.

Depuis cette date de nombreux malades et bien portants ont compris tout l'intérêt qu'ils ont pour leur santé de stopper les produits laitiers de vache de leur consommation quotidienne.

J'attends avec impatience les résultats de la saisine que j'ai lançée en juillet 2010 au nom des familles auprès de l'Anses pour connaître les taux réels des facteurs de croissance présents dans chacun des produits laitiers proposés à la consommation.

Évidemment quand je suis en vacances dans les Pyrénées, habitant proche du vacher, nous consommons en famille les produits de la ferme, en faisant bouillir le lait comme autrefois afin d'éliminer tous les facteurs de croissance.

9 ● Prendre le soleil pour fabriquer assez de vitamine D, car elle protège du cancer du sein

Il existe 3 sources de vitamine D : l'alimentation, l'exposition au soleil et les compléments alimentaires.

Un étude parue en 2010 publiée par Françoise Clavel-Chapelon de l'Inserm- IGR (Cancer Epidemiology, Biomarkers and Prevention 2341-50) a montré que « le risque de développer un cancer du sein est de 25 % inférieur chez les femmes ayant des taux sanguins les plus élevés en Vitamine D par rapport à celles ayant des taux plus faibles, ce qui correspondrait à des chiffres inférieurs à 20 ng/ml. Dans l'étude près de ¾ des femmes avaient un taux inférieur à la normale 30 ng/m… Les résultats confirment qu'il est bénéfique de maintenir un taux de 25(OH)D3 supérieur à 30 ng/ml pour prévenir l'apparition d'un cancer du sein. »

L'apport solaire idéal devrait découvrir 50 % de la surface corporelle pendant 12 minutes par jour, par temps dégagé, pour avoir l'équivalent d'un apport oral de 3000 UI.

C'est la Vitamine D3= cholécaliférol qui est synthétisée dans la peau sous l'action du soleil (Ultraviolets B). Elle est présente dans les aliments d'origine animale :

- **huile de foie de morue** : 210 microgramme/100 g ;
- **maquereau cru** : 8,2 microgramme/100 g ;
- **saumon cru** : 7,1 microgramme/100 g ;
- **saumon grillé** : 5,9 microgramme/100 g ;
- **jaune d'œuf** : 4,9 microgramme/100 g.

C'est la Vitamine D2 = ergocalciférol produite par les levures, qui est ajoutée à de nombreux aliments, en particulier aux produits laitiers aux USA.

L'excédent est stocké dans les tissus adipeux. Il n'y a pas d'excès de synthèse par le soleil, car il existe une autorégulation qui conduit à la dégradation thermo-induite en analogues inactifs de la vitamine D. Les réserves sont insuffisantes pour durer tout l'hiver. Les personnes à peau foncée ont une pigmentation qui empêche les rayons UVB d'atteindre les cellules qui fabriquent la Vitamine D.

Les apports recommandés minimum quotidiens en microgrammes : 5 = 200 unités internationales, pour enfants et adultes de moins de 50 ans ; 10 pour les 50-65 ans et 15 pour les plus de 65 ans.

En cas d'excès d'apport en vitamine D, (hypervitaminose D) les signes cliniques sont : anorexie, c'est-à-dire manque d'appétit, perte de poids, désorientation, vomissements, constipation. Les apports adéquats réduisent les risques de fracture de 20 à 30 % en cas de chute, chez les personnes âgées. L'apport correct réduirait le déclin cognitif et les troubles de la Sclérose en plaques et certains cancers (sein, prostate, colon).

10 ● Pour en finir avec les conseils, voici ceux du *Wall Street Journal* pour prévenir le cancer du sein

En 2006 il soulignait que le risque de cancer du sein est déterminé dès l'enfance (par une puberté précoce qui s'associe souvent à une ménopause tardive), d'où un impact du mode de vie dès cette époque de la vie. Le quotidien présente plusieurs théories, que les parents peuvent appliquer pour diminuer le risque de futur cancer du sein chez leur fille :

- **encourager l'exercice physique dès le plus jeune âge**, pour retarder l'apparition des premières règles, moment à partir duquel s'accélère la croissance cellulaire ;
- **limiter la « malbouffe »**, encourager la consommation de fruits et légumes ;
- **prévenir très tôt des excès de l'alcool**, car une consommation élevée d'alcool à un âge inférieur à 25 ans favorise particulièrement un futur cancer du sein.

  C'est surtout en période postménopausique que le risque augmente et il est d'autant plus élevé que la consommation d'alcool est élevée. Le risque relatif à 1,2 correspondrait à une consommation de 15 grammes et plus d'alcool par jour. L'alcool semble plus associé au carcinome lobulaire que canalaire. Ces effets seraient dus à l'augmentation du sulfate d'œstrone et du sulfate de déhydroépiandrostérone ;
- **discuter des différentes méthodes de contraception** et consommer si possible le moins d'hormones en s'orientant vers une contraception mécanique plus écologique.

●●●

CHAPITRE :

10

LA PLACE DU STRESS DANS LE QUESTIONNAIRE[1] D'ÉVALUATION DES RISQUES DE CANCER DU SEIN ET DE RÉCIDIVES

Pratique pour vous, ou pour une amie qui se pose des questions, vous pouvez télécharger gratuitement ce questionnaire sur : www.medicatrix.be ou simplement découper le double de ce questionnaire se trouvant en fin d'ouvrage (ANNEXE) via les repères en pointillés.

Ce questionnaire est basé sur notre double expérience de cliniciens, spécialistes du cancer et de gynécologie ainsi que sur les résultats des travaux internationaux.

En pratique courante, la détermination du risque individuel de cancer du sein peut être très utile, par exemple pour adapter une surveillance mammaire ou pour guider médecin et patiente dans la stratégie d'approche de la ménopause pour le dépistage, ou pour envisager une stratégie spécifique de prévention du cancer du sein.

Depuis 2006-2007, le risque de cancer du sein pour une femme « dans la population générale » est estimé à

1. – Modifié à partir du questionnaire publié par le Pr Henri JOYEUX et du Dr Bérengère ARNAL in *Comment enrayer l'Epidémie des cancers du sein et les récidives*. (Éd. F.X. de Guibert, 2010.)

environ 12 % si cette femme vit jusqu'à 80 ans. En fait, dans certaines situations cliniques, le risque peut être parfois plus élevé, en particulier si la femme est porteuse des gènes spécifiques BRCA 1 ou BRCA 2.

Il peut être réalisé par la femme elle-même directement sur un support électronique ou sur papier.

Si vous avez été atteinte, vous pourrez mieux comprendre le pourquoi de votre maladie et ayant repéré les causes principales, tout faire pour vous en soustraire, dans le but d'éviter une récidive de la maladie.

Ce questionnaire ne tient pas compte des résultats des prélèvements réalisés au niveau du tissu tumoral (cancer in situ, ou infiltrant – Récepteurs + ou -, de la présence de l'antigènes HER neu2, triple négatif = récepteurs négatifs et pas d'antigène HER neu2) ou de l'atteinte des ganglions…

Si vous n'avez pas été atteinte par le cancer du sein, en remplissant ce questionnaire vous pourrez appréhender les risques éventuels, mieux les comprendre et vous en éloigner plus facilement.

• *Résultats attendus*

Si le score est positif: **plus le score sur 100 (et parfois davantage quand les risques se cumulent) est élevé plus le risque est grand:**

- risque élevé: 70-100 et +;
- risque moyen: 50-70;
- risque faible: 30-50;
- risque minime: moins de 30.

Si le score est négatif: **vous êtes dans les meilleures conditions de protection.**

Pour remplir le questionnaire entourer le chiffre qui peut être positif ou négatif	
Votre âge :	Votre métier : ....
Risques* : avant 40 ans= 0,5 % 40-49 ans = 1,8 % 50-59 ans**= 2,8 % 60-69 > 3 %	
Vous avez ou avez eu un cancer du sein	oui - non
En quelle année ?	....
Vous aviez quel âge ?	....

A. Antécédents personnels mammaires (de 0 à 15 points)		
Femme ayant le gène BRCA 1 ou BRCA 2	+ 20 + 10	
Mastose +- douloureuse (sans les points suivants)	+ 2	..
Mastose biopsée : (mastopathie proliférante 5 atypique)	+ 5	...
Fibroadénome opéré ou non opéré (boule au sein)	+ 5	...
Mastodynie (tension seins) avant les règles sans mastose	0	...
Pas d'antécédent de maladie mammaire	0	...
TOTAL A =		...

*Ces risques selon l'âge dépendent des autres facteurs de risques associés et augmentent respectivement le score de 1, 2, 3 ou 4 points.

** En France, le dépistage mammographique organisé est proposé aux femmes à partir de l'âge de 50 ans. Avant 40 ans la mammographie n'est pas utile car les glandes mammaires sont fermes et la mammographie peut passer à coté du diagnostic comme nous l'avons vu assez souvent.

B. Antécédents familiaux (de 0 à 10 points)		
De cancer du sein		
Mère	3	...
Fille	3	...
Grand-mère	2	...
Tante	2	...
Sœur	2	...
Père	5	...
Antécédent de maladie bénigne du sein chez		
Mère	1	...
Grand-mère (maternelle ou paternelle)	1	...
Tante (maternelle ou paternelle)	1	...
Sœur	1	...
TOTAL B =		...

C. Nombre d'enfants sur 5 points (de - 5 à + 5)		
0	+ 5	...
1	- 2	...
2	- 3	...
3 et plus	- 5	...
Le premier avant 28 ans	- 3	...
Le premier autour de 20 ans	- 5	...
TOTAL C =		...

D. Allaitement maternel sur 10 points (de - 10 à + 5)		
Aucun	+ 5	...
Pour chaque enfant donner durée en mois		
< 3 mois	- 3	...
3-6 mois	- 5	...
> 6 mois	- 10	...
TOTAL D =		...

E. Fausse(s) couche(s) naturelle(s) ou provoquées sur 5 points (de - 3 à +5)		
Fausses couches naturelles		
0	- 3	...
1 ou plusieurs sans enfant	+ 3	...
Fausses couches provoquées (Interruption de grossesse)		
0	- 3	...
1	+ 2	...
2, 3 et plus	+ 5	...
Grossesse extra-utérine	**0**	...
TOTAL E =		...

F. Comportement alimentaire et surpoids éventuel* sur 10 points (de -10 à + 10)		
Au moins 4 fruits frais consommés chaque jour	- 5	...
Au moins 4 légumes par jour (frais ou cuits à la vapeur douce)	- 5	...
Viandes rouges-jambon...		
0 ou 1 fois/semaine	0	...
2 fois	+ 2	...
Laitages vaches (beurres, laits, yaourts, fromages, crèmes)		
1/ jour	+ 1	...
2/ jour	+ 2	...
3 et +	+ 4	...
Laitages purs de brebis ou de chèvres **	0	...

* Le poids idéal féminin doit être approximativement égal à 10 points de moins (+- 2) de votre taille en cm au dessus d'un mètre. Exemple : si vous mesurez 1,60 m votre poids idéal est de 50 kg ; pour 1,75 m, votre poids idéal est autour de 65.

** Pas de produits laitiers de vache.

Poissons et/ou fruits de mer au moins 2 fois/semaine	- 3	...
Votre poids estimé par vous-même : normal ou plutôt pas assez	- 3	...
5 kg de trop	+ 2	...
10 kg de trop	+ 3	...
Plus de 10 kg	+ 5	...
TOTAL F =		...
G. Tabagisme et autres addictions (de 0 à 10 points)		
Tabac		
5 cigarettes/jour	+ 2	...
10 à 20/jour	+ 3	...
+ d'1 paquet/jour	+ 5	...
Tabagisme passif	+ 2	...
Alcool		
Plus de 2 verres de vin/jour	+ 3	...
Un alcool fort plus d'1 fois/semaine	+ 3	...
Cannabis (Par immunodépression)		
Régulièrement	+ 3	...
Plus d'une fois/semaine	+ 2	...
TOTAL G =		...
H. Consommation d'Hormones (de 0 à 20 points)		
Contraception hormonale, laquelle ou lesquelles :		
Durée en années		
< 2ans	0	...
2 à 5 ans	+ 3	...
5 à 10 ans	+ 5	...
Plus de 10 ans	+ 20	...

Traitement Hormonal à la Ménopause		
Moins d'1 an	0	...
1 à 3 ans	+ 2	...
3 à 5 ans	+ 3	
5 à 10 ans	+ 4	
Plus de 10 ans	+ 10	...
Stérilet		
Aux hormones	+ 5	...
Sans hormone	0	...
Durée		
Moins de 1 an	0	...
1 à 3 ans	2	...
3 à 5 ans	+ 5	...
TOTAL H =		...

I. Anomalies à la mammographie ou à l'échographie (de 0 à 50 points)		
Microcalcifications ACR*		
ACR 1 : sein normal	0	...
ACR 2 : anomalies typiquement bénignes	0	...
ACR 3 : lésion qui a de très fortes chances d'être bénigne	+ 2	...
ACR 4 : lésion indéterminée	+ 10	...
ACR 5 : aspect radiologique de cancer	+ 50	...
Kyste(s) unique ou multiple	0	...
Nodule unique (fibro-adénome) ou multiples	+ 10	...
TOTAL I =		...

*ACR = American College of Radiololgy recommande aux femmes dès 40 ans un dépistage annuel.

L'Agence Nationale d'Accréditation et d'Evaluation en Santé préconise quant à elle un dépistage tous les 2 ans de 50 à 60 ans.

J. Activité physique sur 5 points (de – 5 à + 5)		
Aucune (la marche à pied pour aller au travail ne compte pas !)	+ 5	...
Combien de fois par semaine		
1 fois	- 2	...
2 fois	- 3	...
3 fois	- 5	...
Laquelle :............................		
Durée en minutes chaque fois		
Moins de 30'	- 2	...
De 30'à 60'	- 5	...
TOTAL J =		...

K. Cancer de la prostate de l'homme* avec lequel vous vivez		
L'homme avec lequel vous vivez depuis plus de 5 ans est traité pour un cancer de la prostate (en général la femme est atteinte du cancer du sein avant que son mari ne soit atteint du cancer prostatique, mais on voit l'inverse aussi quand la femme n'a pas consommé THM ou pilule plus de 5 ans. Cela est une preuve supplémentaire de l'impact des mauvaises habitudes alimentaires du couple.)		
Non	0	...
Oui	+ 3	...
TOTAL K =		...

L. Cadre de vie (de 0 à 5 points)		
Urbain : pollution estimée		
+	0	...

*Inversement dans un couple où la femme a été traitée pour cancer du sein, le taux de PSA doit être systématiquement réalisé chaque année.

+++	+ 3	...
++++	+ 5	...
Rural : pollution estimée		
+	0	...
+++	+ 3	...
++++	+ 5	...
TOTAL L =		...
M. Consommation de médicaments hyperprolactinémiants (de 0 à 5 points)		
Contre déprime, anxiété, insomnie, l'hypertension		
Moins de 6 mois	0	...
De 1 à 3 ans	+ 3	...
Plus de 3 ans	+ 5	...
TOTAL M =		...
N. État psychologique et social		
État dépressif chronique	+ 10	...
Anxiété des 5 dernières années		
Perte d'emploi mal vécue	+ 5	...
Troubles dans la vie affective (divorce, perte d'un être cher)	+ 5	...
Traitements contre le cancer prévus, suivis en partie	+ 10	...
TOTAL N =		...

• *Résultats*

TOTAL GÉNÉRAL :
A+B+C+D+E+F+G+H+J+K+L+M+N = ...

Si votre score est élevé cela ne veut pas dire que vous allez avoir obligatoirement un cancer du sein, cela signifie qu'un suivi rigoureux s'impose.

Vous devez alors changer les habitudes dangereuses pour votre santé : arrêter le tabagisme, mieux vous alimenter, faire du sport, réduire votre stress, arrêter les prises d'hormones selon les indications présentes dans les autres questions de ce livre.

RB

RÉFÉRENCES BIBLIOGRAPHIQUES

1 Pr Henri Joyeux et Dr Bérengère Arnal (gynécologue-phytothérapeute). *Comment enrayer l'Epidémie des cancers du sein et des récidives.* Éd. François-Xavier de Guibert, 2010.

2 Pr Henri Joyeux. *Femmes si vous saviez : les hormones de la puberté à la ménopause.* Éd. François-Xavier de Guibert, 2009.

3 Dr Ellen Grant. *Sexual Chemistry – Understanding Our Hormones, The Pill and HRT.* Éd. Cedar, 1994

4 « La Santé des femmes en France », *Rapport au Conseil Economique, Social et Environnemental.* Éd. des Journaux Officiels, 2010.

TABLE DES MATIÈRES

Annexe

OFFRIR À UNE AMIE QUI SE POSE DES QUESTIONS

Pour remplir le questionnaire, entourer le chiffre qui peut être positif ou négatif		
Votre âge :	Votre métier :	
Risques* : avant 40 ans= 0,5 % ; 40-49 ans = 1,8 % ; 50-59 ans**= 2,8 % ; 60-69 > 3 %		
Vous avez ou avez eu un cancer du sein	oui - non	
En quelle année ?	....	
Vous aviez quel âge ?	....	
A. Antécédents personnels mammaires (de 0 à 15 points)		
Femme ayant le gène BRCA 1 ou BRCA 2	+ 20 + 10	
Mastose +- douloureuse (sans les points suivants)	+ 2	...
Mastose biopsée : (mastopathie proliférante 5 atypique)	+ 5	...

*Ces risques selon l'âge dépendent des autres facteurs de risques associés et augmentent respectivement le score de 1, 2, 3 ou 4 points.

** En France, le dépistage mammographique organisé est proposé aux femmes à partir de l'âge de 50 ans. Avant 40 ans la mammographie n'est pas utile car les glandes mammaires sont fermes et la mammographie peut passer à coté du diagnostic comme nous l'avons vu assez souvent.

Fibroadénome opéré ou non opéré (boule au sein)	+ 5	...
Mastodynie (tension seins) avant les règles sans mastose	0	...
Pas d'antécédent de maladie mammaire	0	...
TOTAL A =		...
B. Antécédents familiaux(de 0 à 10 points)		
De cancer du sein		
Mère	3	...
Fille	3	...
Grand-mère	2	...
Tante	2	...
Sœur	2	...
Père	5	...
Antécédent de maladie bénigne du sein chez		
Mère	1	...
Grand-mère (maternelle ou paternelle)	1	...
Tante (maternelle ou paternelle)	1	...
Sœur	1	...
TOTAL B =		...
C. Nombre d'enfants sur 5 points (de - 5 à + 5)		
0	+ 5	...
1	- 2	...
2	- 3	...
3 et plus	- 5	...
Le premier avant 28 ans	- 3	...
Le premier autour de 20 ans	- 5	...
TOTAL C =		...

D. Allaitement maternel sur 10 points (de - 10 à + 5)		
Aucun	+ 5	...
Pour chaque enfant donner durée en mois		
< 3 mois	- 3	...
3-6 mois	- 5	...
> 6 mois	- 10	...
TOTAL D =		...

E. Fausse(s) couche(s) naturelle(s) ou provoquées sur 5 points (de - 3 à +5)		
Fausses couches naturelles		
0	- 3	...
1 ou plusieurs sans enfant	+ 3	...
Fausses couches provoquées (Interruption de grossesse)		
0	- 3	...
1	+ 2	...
2, 3 et plus	+ 5	...
Grossesse extra-utérine	0	...
TOTAL E =		...

F. Comportement alimentaire et surpoids éventuel* sur 10 points (de -10 à + 10)		
Au moins 4 fruits frais consommés chaque jour	- 5	...
Au moins 4 légumes par jour (frais ou cuits à la vapeur douce)	- 5	...

* Le poids idéal féminin doit être approximativement égal à 10 points de moins (+-2) de votre taille en cm au dessus d'un mètre. Exemple: si vous mesurez 1,60 m votre poids idéal est de 50 kg ; pour 1,75 m, votre poids idéal est autour de 65.

Viandes rouges-jambon…		
0 ou 1 fois/semaine	0	…
2 fois	+ 2	…
Laitages vaches (beurres, laits, yaourts, fromages, crèmes)		
1/ jour	+ 1	…
2/ jour	+ 2	…
3 et +	+ 4	…
Laitages purs de brebis ou de chèvres*	0	…
Poissons et/ou fruits de mer au moins 2 fois/semaine	- 3	…
Votre poids estimé par vous-même : normal ou plutôt pas assez	- 3	…
5 kg de trop	+ 2	…
10 kg de trop	+ 3	…
Plus de 10 kg	+ 5	…
TOTAL F =		…

G. Tabagisme et autres addictions (de 0 à 10 points)		
Tabac		
5 cigarettes/jour	+ 2	…
10 à 20/jour	+ 3	…
+ d'1 paquet/jour	+ 5	…
Tabagisme passif	+ 2	…
Alcool		
Plus de 2 verres de vin/jour	+ 3	…
Un alcool fort plus d'1 fois/semaine	+ 3	…
Cannabis (Par immunodépression)		
Régulièrement	+ 3	…
Plus d'une fois/semaine	+ 2	…
TOTAL G =		…

* Pas de produits laitiers de vache.

H. Consommation d'Hormones (de 0 à 20 points)		
Contraception hormonale, laquelle ou lesquelles :		
Durée en années		
< 2ans	0	...
2 à 5 ans	+ 3	...
5 à 10 ans	+ 5	...
Plus de 10 ans	+ 20	...
Traitement Hormonal à la Ménopause		
Moins d'1 an	0	...
1 à 3 ans	+ 2	...
3 à 5 ans	+ 3	
5 à 10 ans	+ 4	
Plus de 10 ans	+ 10	...
Stérilet		
Aux hormones	+ 5	...
Sans hormone	0	...
Durée		
Moins de 1 an	0	...
1 à 3 ans	2	...
3 à 5 ans	+ 5	...
TOTAL H =		...

I. Anomalies à la mammographie ou à l'échographie (de 0 à 50 points)		
Microcalcifications ACR*		
ACR 1 : sein normal	0	...
ACR 2 : anomalies typiquement bénignes	0	...

*ACR = American College of Radiololgy recommande aux femmes dès 40 ans un dépistage annuel.

L'Agence Nationale d'Accréditation et d'Evaluation en Santé préconise quant à elle un dépistage tous les 2 ans de 50 à 60 ans.

ACR 3 : lésion qui a de très fortes chances d'être bénigne	+ 2	...
ACR 4 : lésion indéterminée	+ 10	...
ACR 5 : aspect radiologique de cancer	+ 50	...
Kyste(s) unique ou multiple	0	...
Nodule unique (fibro-adénome) ou multiples	+ 10	...
TOTAL I =		...
J. Activité physique sur 5 points (de – 5 à + 5)		
Aucune (la marche à pied pour aller au travail ne compte pas !)	+ 5	...
Combien de fois par semaine		
1 fois	- 2	...
2 fois	- 3	...
3 fois	- 5	...
Laquelle :.............................		
Durée en minutes chaque fois		
Moins de 30'	- 2	...
De 30'à 60'	- 5	...
TOTAL J =		...

K. Cancer de la prostate de l'homme* avec lequel vous vivez

L'homme avec lequel vous vivez depuis plus de 5 ans est traité pour un cancer de la prostate (en général la femme est atteinte du cancer du sein avant que son mari ne soit atteint du cancer prostatique, mais on voit l'inverse aussi quand la femme n'a pas consommé THM ou pilule plus de 5 ans. Cela est une preuve supplémentaire de l'impact des mauvaises habitudes alimentaires du couple.)

*Inversement dans un couple où la femme a été traitée pour cancer du sein, le taux de PSA doit être systématiquement réalisé chaque année.

Non	0	...
Oui	+ 3	...
TOTAL K =		...
L. Cadre de vie (de 0 à 5 points)		
Urbain : pollution estimée		
+	0	...
+++	+ 3	...
++++	+ 5	...
Rural : pollution estimée		
+	0	...
+++	+ 3	...
++++	+ 5	...
TOTAL L =		...
M. Consommation de médicaments hyperprolactinémiants de (0 à 5 points)		
Contre déprime, anxiété, insomnie, l'hypertension		
Moins de 6 mois	0	...
De 1 à 3 ans	+ 3	...
Plus de 3 ans	+ 5	...
TOTAL M =		...
N. État psychologique et social		
État dépressif chronique	+ 10	...
Anxiété des 5 dernières années		
Perte d'emploi mal vécue	+ 5	...
Troubles dans la vie affective (divorce, perte d'un être cher)	+ 5	...
Traitements contre le cancer prévus, suivis en partie	+ 10	...
TOTAL N =		...

• *Résultats*

TOTAL GÉNÉRAL:
A+B+C+D+E+F+G+H+J+K+L+M+N = ...

Si votre score est élevé cela ne veut pas dire que vous allez avoir obligatoirement un cancer du sein, cela signifie qu'un suivi rigoureux s'impose.

Vous devez alors changer les habitudes dangereuses pour votre santé : arrêter le tabagisme, mieux vous alimenter, faire du sport, réduire votre stress, arrêter les prises d'hormones selon les indications présentes dans les autres questions de ce livre.